Brückle

Fibromyalgie

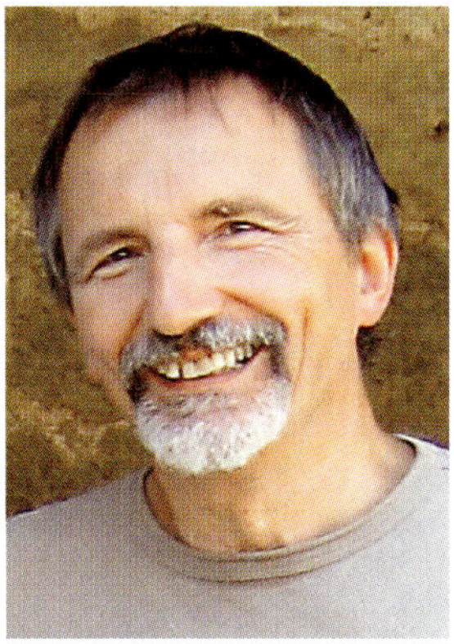

Der Autor

Dr. med. Wolfgang Brückle ist Facharzt für Innere Medizin – Rheumatologie und für physikalische-rehabilitative Medizin. Seit 1990 ist er Leiter der Internistisch-rheumatologischen Abteilung der Rheuma-Klinik Bad Nenndorf. Er ist Fachreferent und beratendes Vorstandsmitglied der Deutschen Rheuma-Liga e. V. Im TRIAS Verlag ist im Jahr 2005 von ihm auch der Patienten-Ratgeber „Gelenkrheuma“, ISBN 3-8304-3271-2, erschienen.

Widmung

Gewidmet meinem rheumatologischen Lehrer Prof. Dr. Dr. Wolfgang Müller, der sich in den letzten drei Jahrzehnten wie kein anderer im deutschen Sprachraum um die Erforschung und Behandlung der Fibromyalgie verdient gemacht hat und den Betroffenen, die unter Fibromyalgie leiden.

Dr. med. Wolfgang Brückle

Fibromyalgie – endlich richtig erkennen und behandeln

- Was Muskelschmerzen, Schlafstörungen und chronische Müdigkeit wirklich bedeuten

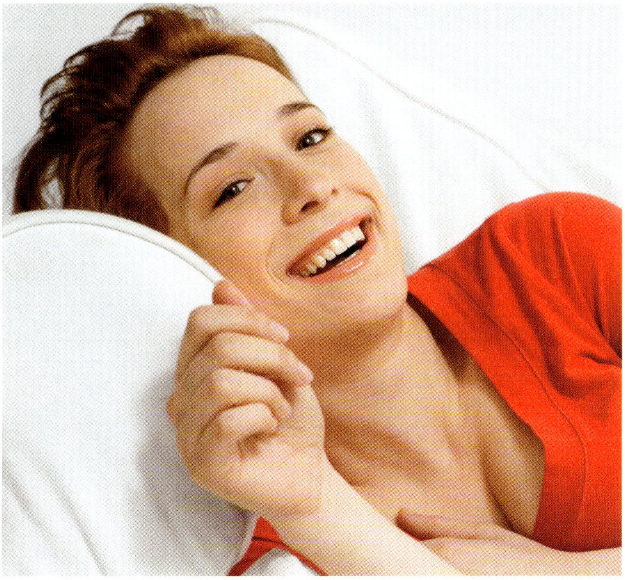

TRIAS

Inhalt

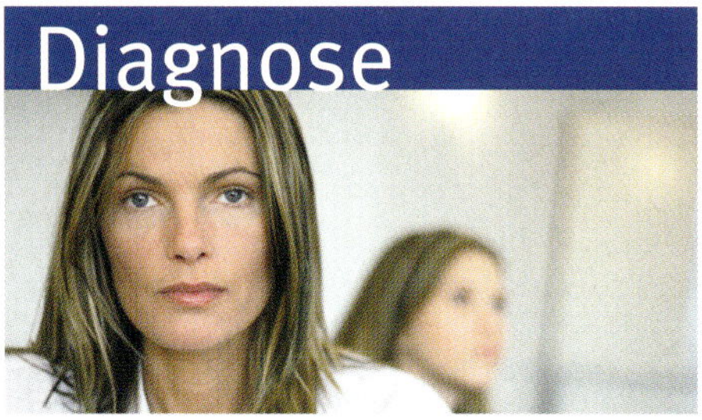

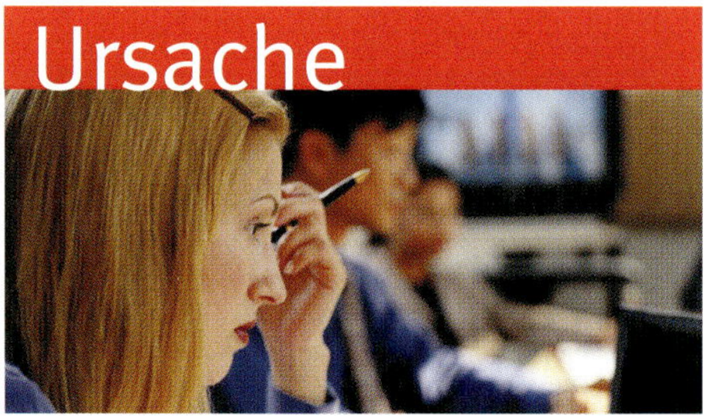

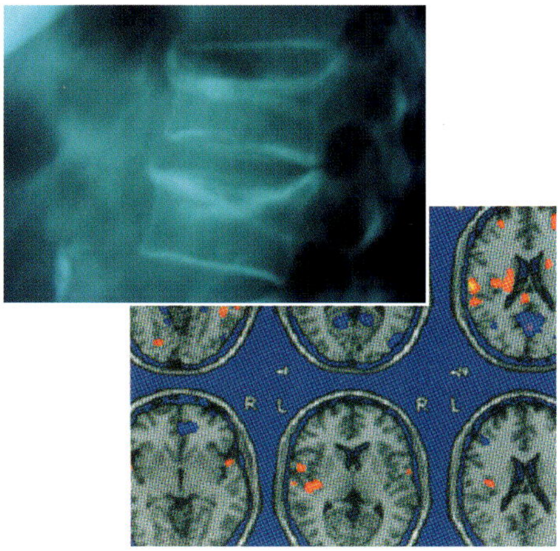

Therapie

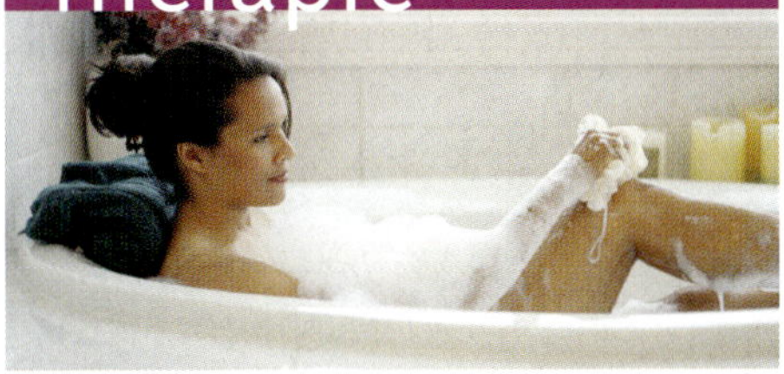

Selbsthilfe

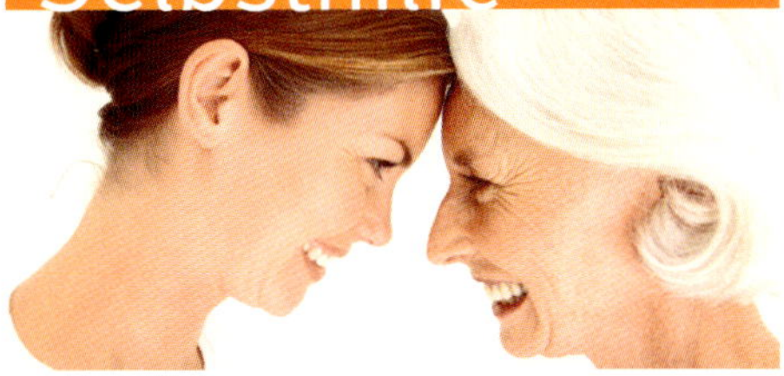

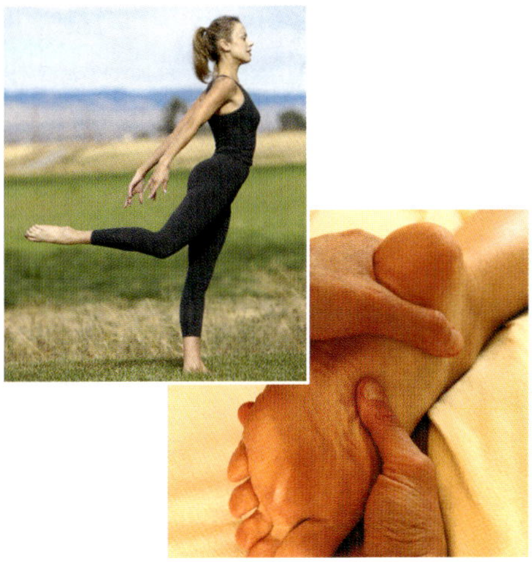

Diagnose

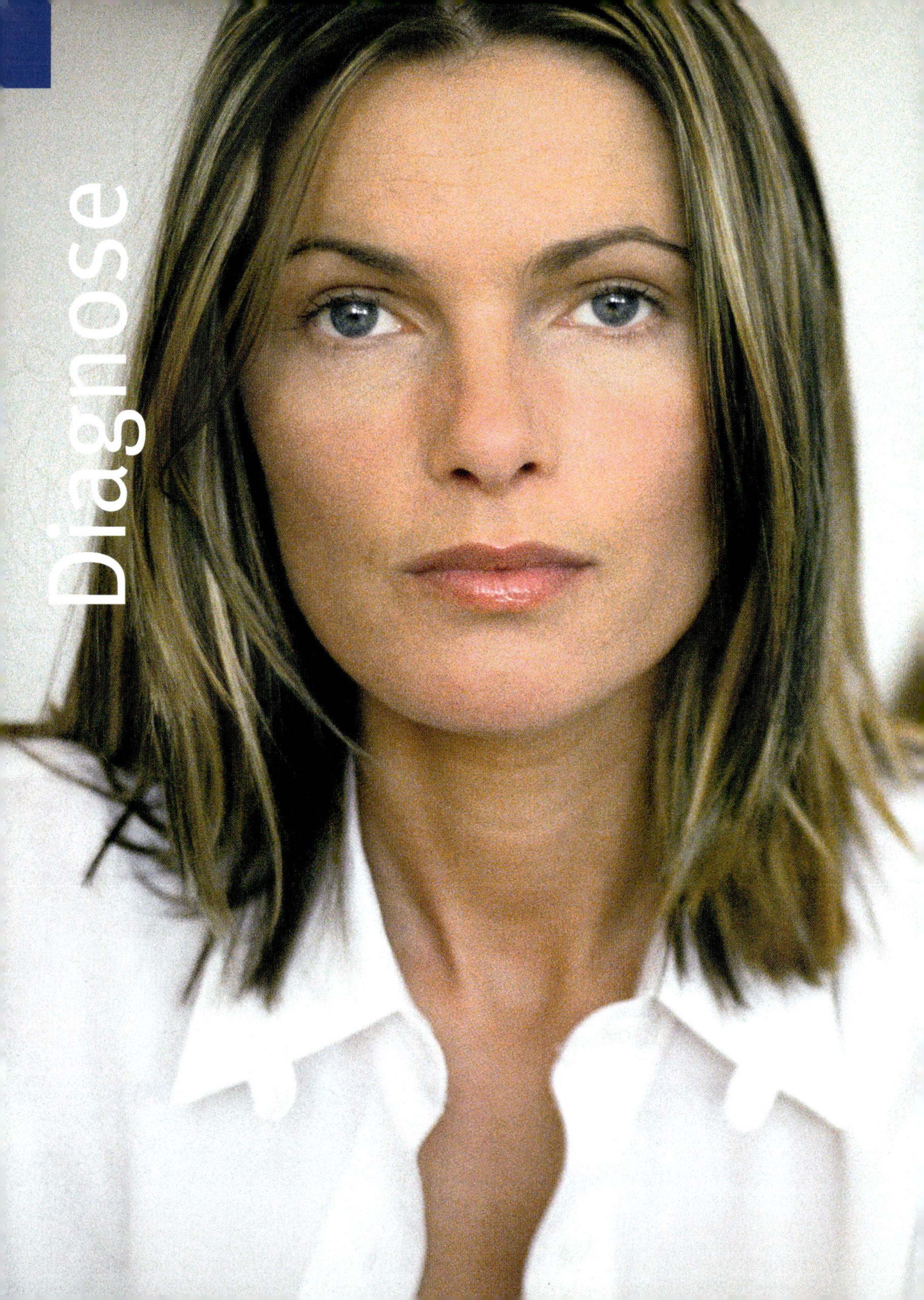

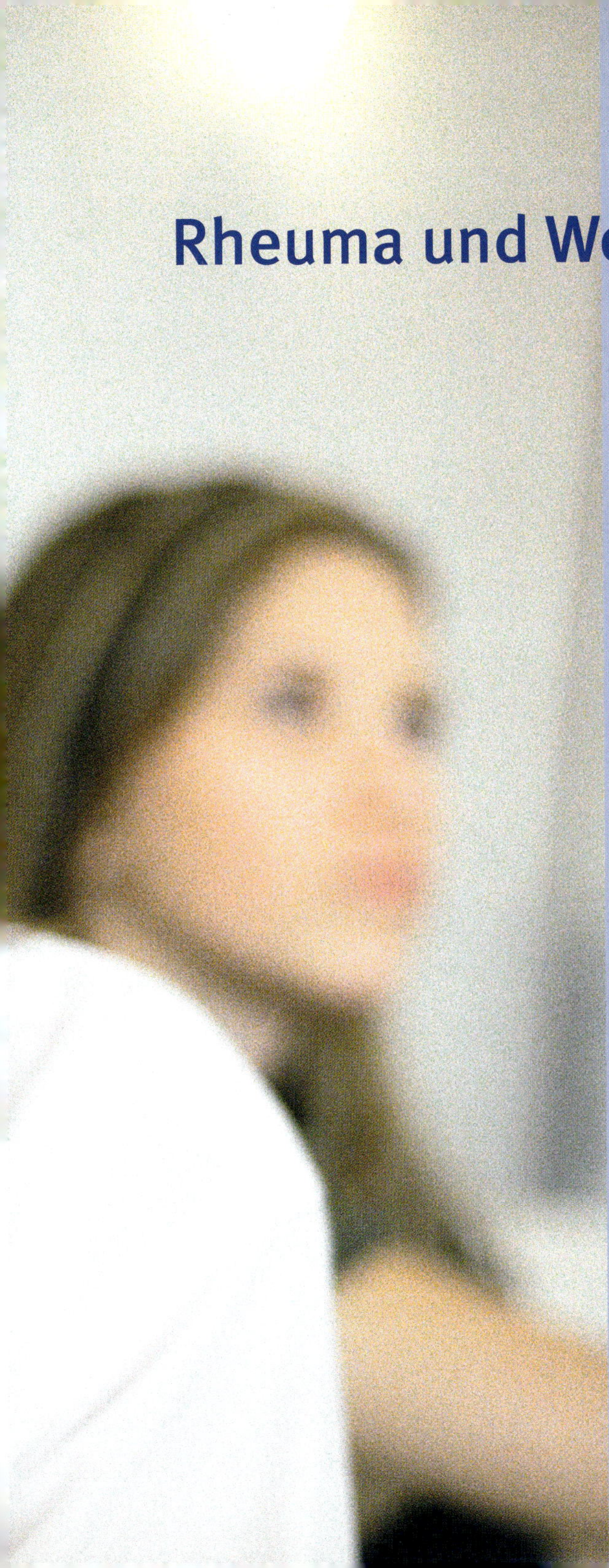

Rheuma und Weichteilrheuma

Vorwort

Ich kann nicht sagen, ob es besser werden wird, aber so viel muss ich sagen, es muss anders werden, wenn es gut werden soll.

Lichtenberg

Nach langen Monaten oder Jahren hat der Schmerz einen Namen gefunden. Andere Diagnosen wurden fallen gelassen, weil sie Einzelbeschwerden bezeichnet haben, aber nicht das umfassende Krankheitsbild. Aus einzelnen Stücken eines Puzzles ist nun ein Bild entstanden.

Die Beschwerden sind nicht gelindert, aber die Suche nach der Art der Erkrankung ist beendet. In dieser Phase ist es für die Betroffenen wichtig, zur Ruhe zu kommen und sich dann ausführlich informieren zu können.

Die Krankheit wird Sie als Patientin in den meisten Fällen über viele Jahre begleiten. Sie müssen erfahren, womit Sie es zu tun haben, müssen wissen, wie Sie der Fibromyalgie begegnen können und dafür sorgen, dass die Erkrankung nicht die Oberhand bekommt oder behält. Es ist bekannt, dass von der Fibromyalgie Betroffene, die gelernt haben, mit ihrer Erkrankung umzugehen, auch einigermaßen gut mit ihr zurechtkommen. Wer Schwierigkeiten hat, Verantwortung für seine Therapie zu übernehmen, wird auch einen längeren Weg zum Ziel der Besserung haben.

INFO

Da die große Mehrheit der Fibromyalgie-Betroffenen weiblichen Geschlechtes ist, haben wir uns im Sinne einer besseren Lesbarkeit aus sprachlich-praktischen Gründen entschlossen, ausschließlich die weibliche Form („Patient*in*“) zu verwenden.

Zur Information und als Ratgeber soll dieses Buch die Betroffenen, ihre Familie und ihre Therapeuten begleiten. In der Neuauflage 2008 wurde die interdisziplinär erstellte „nationale Leitlinie zur Diagnostik und Therapie des Fibromyalgie-Syndroms“ berücksichtigt.

Bad Nenndorf, im August 2008 Dr. Wolfgang Brückle

Was ist Rheuma?

Je mehr Menschen – egal, ob es sich um Laien oder Fachleute handelt – Sie die Frage „Was ist Rheuma?" stellen, desto mehr Antworten werden Sie bekommen. Der eine versteht unter Rheuma nur eine einzige Erkrankung, der nächste eine ganze Krankheitsgruppe (zum Beispiel die entzündlichen rheumatischen Erkrankungen), der dritte alle „rheumatischen" Schmerzzustände am Körper.

Nicht nur in der Umgangssprache, auch unter Ärzten wird der Begriff Rheuma sehr unterschiedlich verwendet.

Der Rheumabegriff

Wir schließen uns der Definition der Weltgesundheitsorganisation (WHO) an. Für sie ist Rheuma ein Oberbegriff für Erkrankungen, die mit Schmerzen an den Bewegungsorganen, also Knochen, Gelenken, Sehnen, Muskeln, Bändern und Schleimhäuten, einhergehen. Häufig sind rheumatische Beschwerden auch mit einer Bewegungseinschränkung verbunden.

Rheuma ist ein Oberbegriff für Erkrankungen mit Schmerzen an den Bewegungsorganen

Der Begriff Rheuma kommt von dem griechischen Wort für „fließen". Damit haben die alten Griechen schon sehr anschaulich rheumatische Schmerzen beschrieben, die häufig wechselnd von einer Gelenkregion in die andere wandern. Aber auch der „fließende" Charakter der Rheumabeschwerden im Sinne von ausstrahlenden Schmerzen wird mit dem Begriff anschaulich vorgestellt.

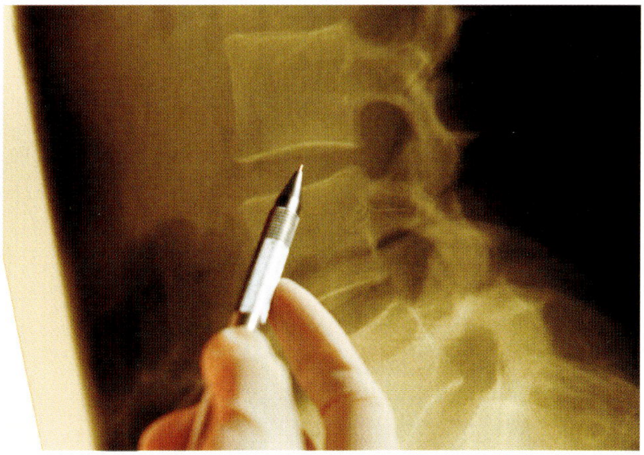

Die Einteilung rheumatischer Erkrankungen

Den rheumatischen Formenkreis kann man in vier große Gruppen von Erkrankungen einteilen:

Die entzündlichen Erkrankungen der Gelenke

Die entzündlichen Erkrankungen der Gelenke, der Wirbelsäule und der Bindegewebe sind nicht nur durch Entzündungen in einem oder mehreren Gelenken gekennzeichnet, sondern durch Entzündung im gesamten Körper. Man spricht bei dieser Gruppe auch von Systemerkrankungen. Die Entzündung ist meist auch im Blut nachweisbar. Deren Ursache ist bei fast allen diesen Erkrankungen unbekannt, und in allen Fällen geht sie vom Immunsystem aus. Mit höchstens sieben Prozent aller rheumatischen Krankheiten handelt es sich um die kleinste Gruppe. Als Beispiel für entzündliche Gelenkerkrankungen sind die chronische Polyarthritis, die Psoriasis-Arthritis und die Arthritis bei Darmentzündungen zu nennen. Die häufigste entzündliche Wirbelsäulenerkrankung ist der Morbus Bechterew. Sehr selten treten entzündlich-rheumatische Erkrankungen des Bindegewebes (Kollagenosen) auf, wie der systemische Lupus erythematodes. Hierzu gehören auch die sehr seltenen entzündlichen Muskelerkrankungen, zum Beispiel die Polymyalgia rheumatica oder die Myositis.

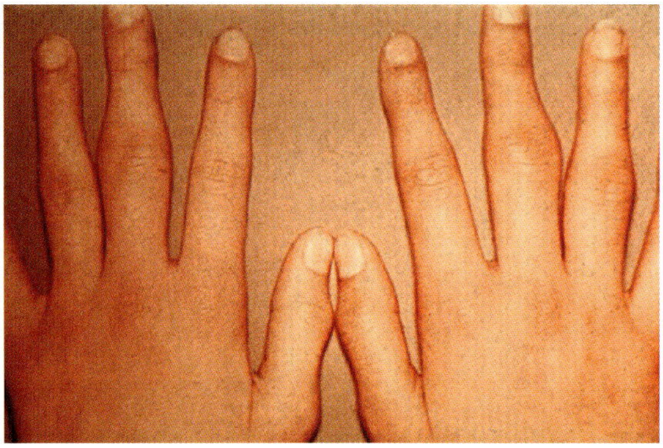

Schwellung der Fingermittelgelenke bei chronischer Polyarthritis

Die degenerativen Gelenk- und Wirbelsäulenerkrankungen

Die degenerativen Gelenk- und Wirbelsäulenerkrankungen sind meist durch altersbedingte Abnutzung des Knorpels an

Gelenken und Bandscheiben bedingt. Ursachen können aber auch erbliche Veranlagung, Fehlstellungen der Wirbelsäule und Gelenke oder Verletzungen sein. Als Beispiele seien die Knie- oder Hüftgelenksarthrose, die Fingerpolyarthrose und die Spondylosis deformans der Wirbelsäule erwähnt.

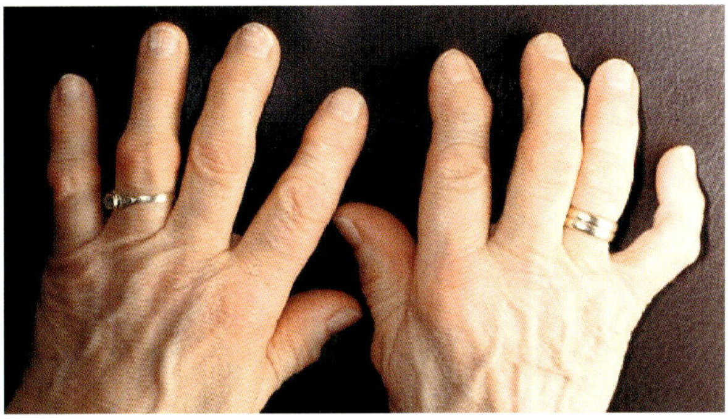

Knotige Fingergelenksverdickung bei Fingerpolyarthrose

Weichteilrheumatische Erkrankungen

Zu den (nicht entzündlichen) weichteilrheumatischen Erkrankungen gehören unter anderem der Tennisellbogen, der aufgrund von Zugluft verspannte Nacken und das Fibromyalgie-Syndrom. Auf weichteilrheumatische Erkrankungen, die mit einem Anteil von rund 50 Prozent die größte der vier Rheumagruppen darstellen, wird im nächsten Kapitel näher eingegangen werden.

Pararheumatische Erkrankungen

Die pararheumatischen Erkrankungen umfassen eine große Gruppe sehr unterschiedlicher Krankheiten, deren Folgen erst rheumatische Beschwerden verursachen.

Keilförmiger Einbruch eines Wirbelkörpers

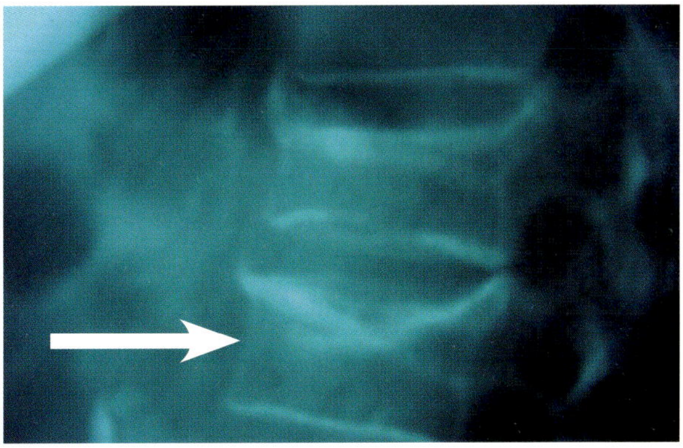

Am häufigsten handelt es sich um Stoffwechselerkrankungen. Ein Beispiel für diese Gruppe ist die durch Calciummangel der Knochen hervorgerufene Osteoporose. Sie kann unbehandelt in einem fortgeschrittenen Stadium zum Einbruch eines Wirbelkörpers führen. Folgen sind Rückenschmerzen am Ort des Geschehens, aber auch

Diagnose

WISSEN

Für die Fibromyalgie gilt:

Sie ist
- keine entzündliche Erkrankung,
- keine Gelenkerkrankung,
- keine Wirbelsäulenerkrankung,

sondern eine nicht entzündliche weichteilrheumatische Erkrankung.

an entfernten Stellen der Wirbelsäule. Die Harnsäureerhöhung im Blut (Hyperurikämie) führt unter bestimmten Voraussetzungen und glücklicherweise nur relativ selten zur Harnsäureanreicherung im Gelenk. Die Folge ist eine heftige örtliche Entzündungsreaktion, der Gichtanfall, der mit Schmerzen verbunden ist.

Hinsichtlich ihrer Häufigkeit stellen die entzündlich-rheumatischen Erkrankungen mit etwa 7 Prozent den kleinsten Teil der rheumatischen Erkrankungen dar, weichteilrheumatische Beschwerden sind mit etwa 50 Prozent die häufigsten. Von den nicht entzündlichen weichteilrheumatischen Erkrankungen wiederum macht die Fibromyalgie nur einen kleinen Teil aus.

WISSEN

Erkrankungen des rheumatischen Formenkreises

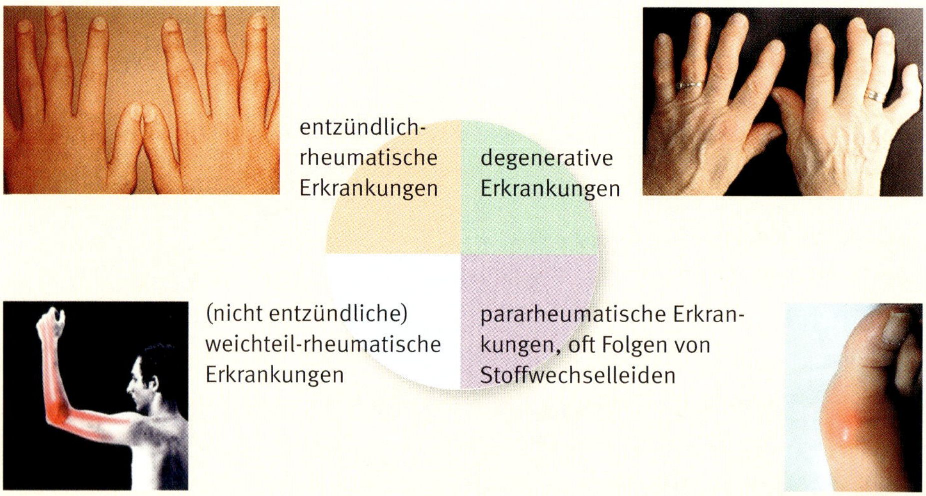

Wo sitzen rheumatische Erkrankungen?

Patientinnen mit Fibromyalgie verspüren ihre Schmerzen im Bereich der Wirbelsäule und der Gelenke. Sie sind oft verunsichert, wenn der Arzt ihnen erklärt, dass sie kein Gelenkleiden und auch keine Wirbelsäulenerkrankung haben, obwohl sie vielleicht schon früher auf diese Diagnosen hin behandelt wurden.

Fibromyalgie-Patientinnen leiden unter Schmerzen in Wirbelsäulen und Gelenken, haben aber weder eine Wirbelsäulenerkrankung noch ein Gelenkleiden.

Der einfachste Weg, hier Klarheit zu schaffen, ist die nähere Betrachtung der Gelenke und der sie umgebenden Gewebe:

Ein Gelenk besteht immer aus zwei Knochenenden, die beweglich miteinander verbunden sind. Damit der Knochenkontakt schonend erfolgt, sind die Knochenenden mit Knorpel überzogen. Zwischen den beiden Knorpelanteilen befindet sich etwas Gelenkflüssigkeit, die den Reibungsverlust als „Gelenkschmiere" vermindert und zusätzlich auch den Gelenkknorpel ernährt.

Ein Gelenk besteht aus einer Reihe von Bauteilen.

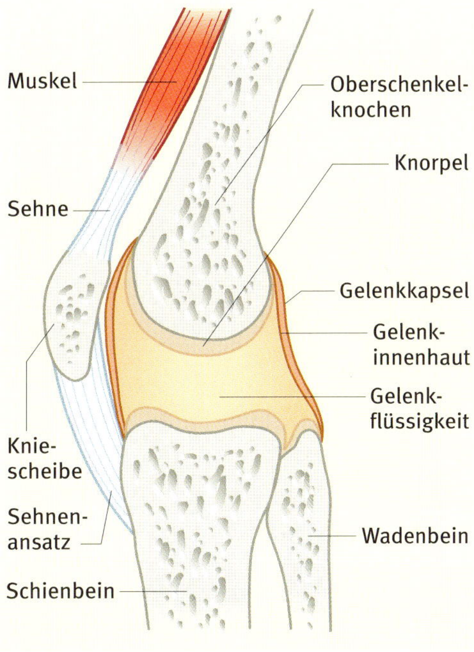

Das Gelenk ist zu seinem Schutz manschettenartig von der Gelenkkapsel umgeben. Ihre Innenseite ist von der Gelenkinnenhaut ausgekleidet, die die Gelenkflüssigkeit produziert. Damit das Gelenk sowohl seine Bewegungsfunktion erfüllen als auch Stabilität gewährleisten kann, ist es von Muskeln und Bändern umgeben. Die Muskeln setzen nicht direkt am Knochen an, sondern enden an beiden Seiten in Sehnen. An der Stelle, an der die Sehnen in den Knochen übergehen, sind sie wie ein Tau aufgefasert.

Gelenke existieren nicht nur an Armen, Beinen und im Kiefer, sondern unter anderem auch zwischen den einzelnen Wirbeln, zwischen Wirbelsäule und Rippen, zwischen

Brustbein und Rippen und Schlüsselbeinen sowie zwischen Wirbelsäule und Becken.

Die entzündlich-rheumatischen Gelenkerkrankungen nehmen an der durch die Entzündung veränderten Gelenkinnenhaut ihren Ausgang und befallen im weiteren Verlauf Knorpel und Knochen.

WISSEN

Die Verschleißerkrankungen der Gelenke (Arthrosen) und der Wirbelsäule beginnen mit der Schädigung des Knorpels beziehungsweise der Bandscheiben.

Bei den weichteilrheumatischen Erkrankungen stehen Schmerzen und Verspannung der Muskulatur im Vordergrund. Spontane Schmerzen und Druckschmerzen finden sich aber auch an den Sehnenansätzen am Knochen. Da die Schmerzen in die Umgebung ausstrahlen und die Sehnenansätze in der Regel sehr nah am Gelenk liegen, wird verständlich, dass Betroffene und Ärzte bei von der Fibromyalgie verursachten Beschwerden häufig zuerst an eine Gelenkerkrankung denken.

Weichteilrheumatische Erkrankungen

Zu den nicht entzündlichen weichteilrheumatischen Erkrankungen gehören solche, die das Fettgewebe, die Sehnen und Sehnenscheiden, die Schleimbeutel und Muskeln betreffen.

Die nicht entzündlichen weichteilrheumatischen Erkrankungen, wie sie in der groben Einteilung des rheumatischen Formenkreises bezeichnet wurden, umfassen Krankheitsbilder, die das Fettgewebe, die Sehnen und Sehnenscheiden, die Schleimbeutel und Muskeln betreffen. Beschwerden treten häufig am Rücken, am Hüftkamm und an den seitlichen Oberschenkeln, am Schultergürtel, im Brustbeinbereich und in der Umgebung von Kiefer-, Ellbogen-, Hand-, Knie- und Sprunggelenken auf.

Die häufigste Fettgewebserkrankung ist die Pannikulose. Die Fettgewebsstruktur ist knötchenförmig verändert und reagiert auf Druck und beim Kneifen sehr schmerzhaft. Am häufigsten findet sich die Pannikulose bei Frauen, die in die Wechseljahre kommen, oft kombiniert mit Übergewicht. Schultern, Knie und Hüften sind von der Fettgewebsveränderung am häufigsten betroffen. Wenn die gleiche Hautveränderung nicht schmerzhaft ist, wird sie allgemein als Cellulitis bezeichnet und stellt „nur" ein kosmetisches Problem dar.

Sehnen haben die Aufgabe, die Bewegung der Muskeln auf die Knochen zu übertragen, ohne sich selbst wie die Muskeln in der Länge zu verändern. Sie sind durch die Auffaserung an ihren Ansätzen als dünne Einzelfasern am Knochen besonderer Belastung ausgesetzt.

Die dünnen Sehnenfasern werden im Bewegungsablauf stark beansprucht.

Anzeichen einer Entzündung

Sehnenscheiden und Schleimbeutel reagieren auf Überlastung oder Druckbelastung in aller Regel mit einer Reizung, einer örtlichen Entzündung. Sie ist an den klassischen Entzündungszeichen – Schwellung, Rötung, Überwärmung und Schmerz sowie der Störung der Funktion – leicht zu erkennen. An den Sehnen kann es durch die örtliche Entzündung auch zu einer knotigen Verdickung kommen. Die Betroffenen bemerken zum Beispiel beim „schnellenden Finger" eine schmerzhafte Bewegungsbehinderung und beim Überwinden des Widerstandes ein charakteristisches Schnappen.

Eine Schleimbeutelentzündung (Bursitis) tritt meist bei mechanischer Überlastung auf, zum Beispiel am Knie des Fliesenlegers, oder auch bei ständigem Druck des Schuhs am Großzeh bei Hallux valgus, einer Krümmung des großen Zehs zu den übrigen Zehen hin.

Reizungen und Entzündungen entstehen oft durch Überlastung.

Die Muskulatur ist sehr selten allein betroffen. Meistens ist schon nach kurzer Zeit die ganze Muskel-Sehnen-Einheit in Mitleidenschaft gezogen. Jede länger bestehende Muskelverspannung belastet die zugehörigen Sehnen, und eine Sehnenreizung irritiert auch die entsprechende Muskulatur. Meist sind die Muskelverspannungen auf eine Körperregion begrenzt, doch können bei Weiterleitung der Verspannung wie bei einer Kettenreaktion weitere Muskel-Sehnen-Einheiten betroffen werden.

Schmerz und Verspannung – ein Teufelskreis

Bei vielen Menschen besteht eine Disposition, die das Auftreten weichteilrheumatischer Erkrankungen begünstigt.

Als Ursache findet sich fast immer eine körperliche Überlastung, doch besteht häufig eine Disposition durch Verkrümmung der Wirbelsäule, durch Vorerkrankungen der Gelenke oder durch seelische Belastungen. Einen letzten Auslöser können auch Witterungseinflüsse, zum Beispiel Fahrtwind auf feuchter Haut, darstellen.

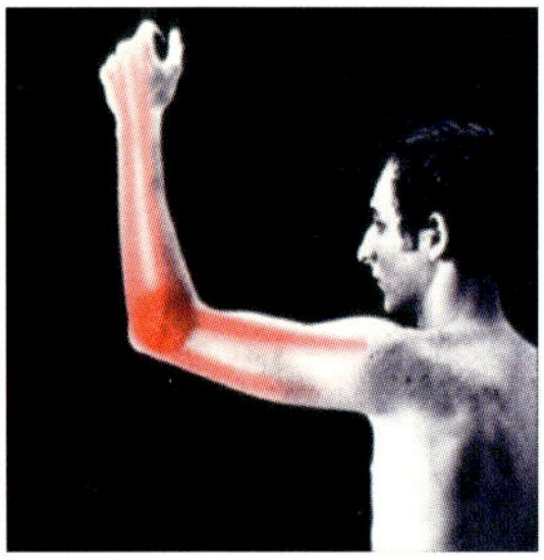

Die Schulter ist oft betroffen, wenn weichteilrheumatische Veränderungen auftreten.

Häufig treten in einer Gelenkgegend mehrere weichteilrheumatische Veränderungen zusammen auf, sodass man von einer Periarthropathie spricht. Dabei ist oft die Schulter unter Einbeziehung mehrerer Sehnen betroffen. Die Sehnen und die Schleimbeutel, die die Sehnen schützen, werden gereizt, wenn aufgrund von Muskelverspannungen der Oberarmkopf gegen das Schulterdach gedrückt wird. Da Schmerz die Muskelverspannung fördert und die Muskelverspannung wiederum Schmerzen verstärkt, entsteht ein Teufelskreis, der sich nur durchbrechen lässt, wenn von außen die Schmerzen oder die Verspannung unterbrochen werden.

Das Beschwerdebild der Fibromyalgie

Am Morgen wurde sie gefragt, wie sie geschlafen habe. „Oh, schrecklich schlecht!", sagte die Prinzessin. „Ich habe meine Augen die ganze Nacht nicht geschlossen! Gott weiß, was das im Bette gewesen ist. Aber auch nicht eine Minute habe ich schlafen können. Ich habe auf etwas Hartem gelegen, sodass ich braun und blau über meinen ganzen Körper bin! Es ist ganz entsetzlich!" ... So empfindlich konnte niemand sein außer einer wirklichen Prinzessin.«

Echte Prinzessinnen sind seit den Tagen Hans-Christian Andersens selten geworden, wogegen vielfältige Schmerzen am ganzen Körper, verbunden mit quälenden Schlafstörungen, in den meisten Arztpraxen keine Seltenheit darstellen.

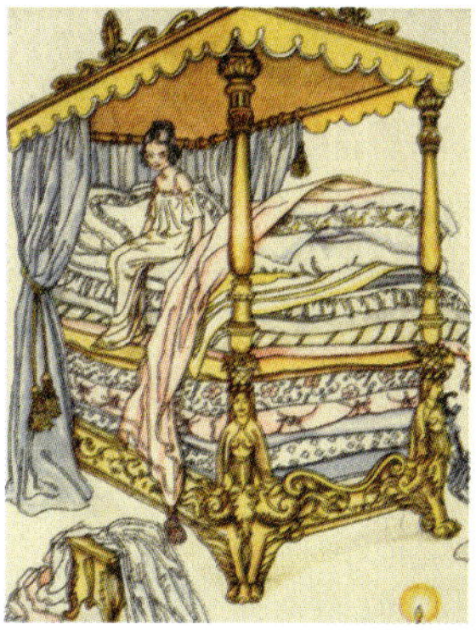

„Nicht eine Minute habe ich schlafen können!" – So wie die Prinzessin im Märchen fühlen sich viele Fibromyalgie-Patientinnen am Morgen wie gerädert.

Schmerzen am ganzen Körper

Im Vordergrund der Beschwerden bei Fibromyalgie stehen Schmerzen, die meistens an einer oder wenigen Stellen beginnen und sich im Laufe von Jahren über den gesamten Bewegungsapparat ausbreiten können, was für die Betroffenen verständlicherweise sehr belastend ist.

Die Wirbelsäule ist häufig zuerst betroffen, meist im Bereich des Kreuzes oder im Nacken. Von dort aus ziehen die Schmerzen in den Hinterkopf, die Schultern, Ellbogen und Hände, die Hüftregion, Knie und Knöchel. Ebenfalls befallen werden die Kiefer- und die Brustbeinregion, manchmal auch Finger- und Zehengelenke. Bei jeder Erkrankten ist der Verlauf anders und auch das Befallsmuster ist individuell. Morgens tritt oft eine allgemeine Steifigkeit, manchmal auch Schwellungsgefühl in den Händen und im Gesicht auf. Gelegentlich besteht eine

> **INFO**
>
> **Schmerzpunkte**
>
> Schmerzen treten bevorzugt am Rücken und im Nacken auf, an der Hüfte und den Seiten der Oberschenkel, am Schultergürtel, im Brustbereich und in der Umgebung von Kiefer-, Ellbogen-, Hand-, Knie- und Sprunggelenken.

deutliche Schwellung, sodass die Ringe nicht auf die Finger gesteckt werden können. Selten kommt es zu einer äußerlich nicht erkennbaren Schwellung im Inneren des Handgelenks, die eine Beengung von Nerven, die vom Unterarm zu den Fingern führen, zur Folge hat. Wenn dadurch eine Gefühlsstörung in den Fingern eintritt, wird diese Beeinträchtigung Karpaltunnelsyndrom genannt.

Bewegung führt bei Fibromyalgie fast immer zu einer Linderung der Schmerzen.

Wie nach der Nacht verstärken sich die Schmerzen bei Fibromyalgie auch nach längeren Ruhephasen tagsüber, insbesondere nach langem Sitzen. Bewegung führt dagegen fast immer zu einer Linderung der Schmerzen. Häufig nehmen Fibromyalgie-Beschwerden auch nach Wetterwechsel zu, insbesondere bei Auftreten von Kälte, Nässe oder Sturm.

Nicht nur die Muskeln schmerzen

Fibromyalgie-Betroffene kennen zusätzlich zahlreiche Beschwerden, die im Einzelfall sogar noch ungenehmer und belastender sein können als die eben beschriebenen. Während die Weichteilschmerzen immer vorhanden sind, tritt von den übrigen Symptomen nur ein Teil bei den Betroffenen auf. Im Vordergrund stehen die allgemeine Leistungsschwäche und die Neigung zu schneller Erschöpfung sowie die sehr häufige Schlafstörung, auf die später noch näher eingegangen wird.

Weitere Beschwerden sind kalte Hände und Füße, aber auch häufiges Frieren, auch im Sommer, Kreislaufprobleme bei schnellem Aufstehen, Kloßgefühl im Hals und Kopfschmerzen. Dazu kommen innere Beschwerden, die bei Abklärung in aller Regel keine Organschädigung zu Tage fördern. Es sind unkontrollierte, gesteigerte Atmung, Herzjagen und -klopfen (meist in Ruhe), Völlegefühl und Bauchschmerzen, Störungen des Stuhlgangs, Brennen beim Wasserlassen und sehr schmerzhafte Menstruationsbeschwerden. Gefühlsstörungen in den Händen, im ganzen Arm und in den Beinen gehören ebenso dazu wie die unruhigen Beine, das Restless-Legs-Syndrom.

Nicht selten treten weitere Beschwerden auf, die von den Betroffenen oft nicht der Fibromyalgie zugeordnet werden. Es sind kurzzeitig auftretende Seh-, aber auch Hörstörungen, Ohrgeräusche und Lärmempfindlichkeit, aber auch Konzentrations- und Gedächtnisstörungen. Untersuchungen ergeben glücklicherweise keine Organschädigungen, da die Störungen in der Regel auf eine Verspannung der Muskulatur (die selbst zwischen den Gehörknöchelchen sitzt), auf eine Irritation von Nerven sowie auf eine innere Anspannung zurückgeführt werden können.

Bei Fibromyalgie kann auch die Seele leiden; die depressiven Symptome reichen bis zu Angstzuständen und Verzweiflung.

Viele Fibromyalgie-Patientinnen klagen auch über depressive Symptome, zum Beispiel ständiges Grübeln, aber auch Verzweiflung oder allgemeine Interesselosigkeit und Rückzug vom gesellschaftlichen Leben; andere berichten über eine Angstsymptomatik. Wie vielfältig sowohl die organischen als auch die seelischen Symptome bei der Fibromyalgie sein können, zeigt die Krankengeschichte der Melanie S. auf der folgenden Doppelseite.

Verlauf der Erkrankung

Wie am Beispiel von Melanie S. zu sehen ist, entwickelt sich das volle Krankheitsbild der Fibromyalgie selten in kurzer Zeit. Ausgangspunkt ist meist ein einfaches Beschwerdebild, meist ein Rückenschmerz, wie es bei fast allen Menschen einmal oder mehrfach im Leben auftritt. Zu diesem Zeitpunkt spricht man natürlich noch nicht von einer Fibromyalgie.

AUS DEM LEBEN

Eine Krankengeschichte

Melanie S. hatte schon in der Schule immer wieder Kreuzschmerzen, sodass ihr im Alter von zwölf Jahren eine Gipsschale für die Nacht angefertigt wurde, an die sie mit Grauen zurückdenkt. Nach der Pubertät ging es ihr für wenige Jahre ganz gut und nur eine Blinddarmoperation ist erwähnenswert. Mit siebzehn wurde das Mädchen nach Abschluss der Realschule zu einem Fremdsprachenjahr nach England geschickt. Sie fühlte sich bei der ersten und auch der zweiten Gastfamilie aus verschiedenen Gründen sehr unwohl und musste sich wegen starker Nacken- und Schulterschmerzen in ärztliche Behandlung begeben. Kurze Zeit später schmerzten auch Ellbogen und Knie, wie Frau S. berichtet:

Nach fünf Monaten kehrte ich nach Deutschland zurück, da ich sehr große Schmerzen hatte und mich allgemein krank und schwach fühlte. Der Hausarzt dachte nach einer Laboruntersuchung an Rheuma und empfahl, die Mandeln zu entfernen. Doch die Beschwerden blieben. Einige Rheumamittel und Schmerztabletten halfen nur kurze Zeit und ich bekam zusätzlich Magenbeschwerden. Zu dieser Zeit trennte sich mein Vater von meiner Mutter und zog aus.

Schmerzen und Erschöpfung

Inzwischen waren auch die Kreuzschmerzen wieder aufgetreten. Einmal waren die Beschwerden so heftig, dass ich ohnmächtig wurde. In einem Computertomogramm wurde dann ein leichter Bandscheibenvorfall festgestellt. Ich war häufig sehr traurig, da meine Freundinnen in die Diskothek gingen und ich wegen der Rückenschmerzen und allgemeinen Erschöpfung früh im Bett lag, aber durch die Schmerzen nur wenige Stunden mit Unterbrechungen schlafen konnte. Häufig hatte ich auch Bauchschmerzen, verstärkt während der Menstruation.

Eigentlich wollte ich eine Friseurlehre machen, doch traute ich mir das wegen meiner vielen Krankheiten nicht zu und fand glücklicherweise eine Lehrstelle in der Verwaltung. Mit 21 Jahren habe ich geheiratet. Leider haben wir aber keine Kinder bekommen. Zwischenzeitlich ging es mir einige Jahre etwas besser.

Als ich 25 war, wurde bei neuen Untersuchungen – die Bauchschmerzen quälten mich erneut – ein Myom, eine gutartige Gebärmuttergeschwulst, entdeckt. Da mir die Ärzte eine Operation empfahlen und auch eine Besserung der Kreuzschmerzen in Aussicht stellten, willigte ich ein. Leider wurde meine Hoffnung bezüglich der Rückenschmerzen nicht erfüllt. Meine Krankheitszeiten häuften sich und ich hatte große Ängste, wie es weitergehen sollte.

Die richtige Diagnose

Jetzt stellte sich auch die Frage, ob eine Operation des Bandscheibenvorfalls, der erneut durch eine Untersuchung in der Röhre bestätigt worden war, versucht werden sollte, nachdem auch eine stationäre Rehabilitation über die BfA keine nennenswerte Besserung erbracht hatte. Zu dieser Zeit kam ich an meinen jetzigen Hausarzt. Er war sich ziemlich sicher, dass ich an einer Fibromyalgie leide, und erklärte mir, dass all die vielen Beschwerden und Diagnosen, die ich inzwischen hatte, zum Beschwerdebild der Fibromyalgie gehören. Ein Rheumatologe bestätigte die Diagnose und beide Ärzte rieten von der Bandscheibenoperation ab.

Das ist jetzt fünf Jahre her. Die Schmerzen sind beileibe nicht verschwunden. Aber ich bin stärker geworden. Ich habe nicht mehr die große Angst vor der unbekannten Krankheit und habe nicht mehr den Druck, dass ich immer wieder einen neuen Spezialisten aufsuchen muss, um nichts unversucht zu lassen. Ich weiß, dass mein Arzt mir meine Beschwerden glaubt und mit mir gegen die Krankheit verbündet ist, auch wenn man keine Wunder erwarten darf.

Kaum noch Medikamente

Ich habe inzwischen gelernt, dass meine Krankheit keine große Seltenheit ist, treffe mich von Zeit zu Zeit mit anderen Betroffenen und kann jetzt Menschen, die mit der Krankheit noch nicht so gut zurechtkommen, mit meiner Erfahrung helfen. Ich nehme jetzt kaum noch Medikamente und habe sogar – was ich mir immer gewünscht hatte – mit dem Reitsport begonnen. Ich mache täglich eine Viertelstunde Gymnastik und gehe wöchentlich schwimmen.

Viel geholfen hat mir auch eine dreivierteljährige Gesprächstherapie, der ich anfangs sehr skeptisch gegenüberstand, da ich dachte, das wäre das klare Eingeständnis, dass ich einen psychischen Knacks hätte, wobei ich mich eigentlich sehr normal fühlte. Die Therapie hat mir im doppelten Sinn den Rücken gestärkt und ich habe verstanden, dass ich dabei etwas Außerordentliches und etwas Gutes für mich tue. Ich habe den hohen Anspruch an mich und andere, dem ich immer hinterherhinkte, heruntergeschraubt und habe nicht mehr das zwingende Bedürfnis, es allen (einschließlich meinen Ärzten und Therapeuten) recht zu machen.

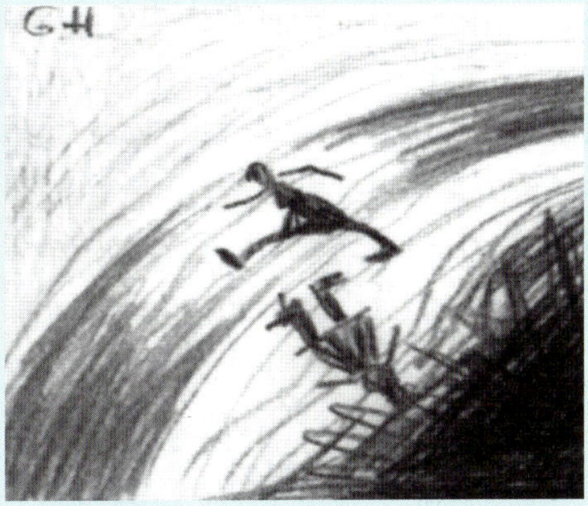

Dieses Patientenbild mit dem Titel „Hilflosigkeit“ drückt aus, was viele Fibromyalgie-Patientinnen fühlen.

Neues Selbstvertrauen

Mein Mann hat sich inzwischen von mir getrennt; er sagt, er verstehe mich nicht mehr und komme mit mir nicht mehr zurecht. Offensichtlich habe ich mich sehr geändert, aber ich kann mich selbst wieder leiden und bin überzeugt, dass ich auch meine Krankheit besiegen werde.

Diagnose

Aus einem einfachen Beschwerdebild entsteht nach und nach ein Fibromyalgie-Syndrom.

Plötzlich breitet sich das Beschwerdebild weiter aus, anstatt unter den üblichen Therapien wieder zu verschwinden. Auch hier handelt es sich noch nicht um ein Fibromyalgie-Syndrom; vielleicht aber kann man es manchmal schon erahnen. Schlafstörungen und andere Symptome außerhalb des Bewegungsapparates treten nun auf. Immer wieder kommt etwas Neues dazu und das Ganze wird zunehmend chronisch.

Auch bei langem Krankheitsverlauf führt die Fibromyalgie weder zur Gelenkversteifung noch zu Organstörungen. Sie ist auch nicht lebensbedrohend.

Manchmal kommt es am Anfang auch zu monatelanger, manchmal jahrelanger völliger oder weitgehender Rückbildung der Beschwerden. Oft ist der Verlauf aber auch von Anfang an kontinuierlich ansteigend. Bei allen Formen der Fibromyalgie gibt es wellenförmige Schwankungen. Morgens sind die Beschwerden meist stärker als abends und in der kalt-nassen Jahreszeit im Frühjahr und Herbst heftiger als im Sommer. Zu jedem Zeitpunkt kann eine teilweise, selten auch eine völlige Rückbildung des Beschwerdebildes erfolgen. Ein erneutes Auftreten ist jedoch ebenfalls möglich.

WISSEN

Der Name der Krankheit

Korrekt ausgedrückt, spricht man bei der Erkrankung vom „Fibromyalgie-Syndrom". Das Anhängsel „Syndrom" weist darauf hin, dass die Erkrankung nicht auf einer einzigen Krankheitsursache beruht, sondern dass unterschiedliche Ursachen für das Beschwerdebild verantwortlich sein können. Das heißt, dass bei einer Patientin eine schwere und lange Überlastung, bei einer anderen ein Autounfall, bei der nächsten verletzende Kindheitserlebnisse und bei wieder jemand anderem eine chronische Polyarthritis der wichtigste Auslöser sein kann.

„Fibro-my-algie" heißt wörtlich übersetzt „Faser-Muskel-Schmerz" und weist auf die im Vordergrund stehende Schmerzsymptomatik und das betroffene Körpergewebe hin. Der früher verwendete Name „Generalisierte Tendomyopathie" betont die generalisierte, d. h. ausgebreitete Form der Tendo-myo-pathie, des „Sehnen-Muskel-Leidens". Er wird nur noch selten gebraucht. Als einfache Bezeichnung existiert noch der Begriff des „generalisierten Weichteilrheumatismus" im Gegensatz zu den vielen örtlich beschränkten Formen des Weichteilrheumatismus.

Die veralteten Krankheitsbegriffe „Fibrositis" (1904) und „Fibrositis-Syndrom" sollten heute nicht mehr gebraucht werden, da die Endung „itis" immer auf eine entzündliche Ursache hinweist, die heute sicher verneint werden kann.

Natürlich beeinflussen auch therapeutische Maßnahmen die Erkrankung, wenn auch in der Regel keine völlige Heilung eintritt. Sie können die oftmals sehr starken Schmerzen und die anderen Symptome so weit lindern, dass meist eine befriedigende Lebensqualität mit der Fähigkeit, den Alltag wieder zu meistern, erreicht wird.

Das große Ziel ist, den Alltag wieder bewältigen zu können.

Trotz der belastenden chronischen Schmerzen ist die Erkrankung nicht lebensbedrohend und führt auch bei langem Verlauf nicht zur Gelenkversteifung oder zu Zerstörungen an der Wirbelsäule, der Muskulatur und den inneren Organen, wie manche Betroffenen befürchten.

Wen befällt die Fibromyalgie?

Die meisten Patientinnen werden im mittleren Lebensalter (35.–55. Lebensjahr) von der Fibromyalgie befallen. Die Entwicklung von einem Symptom bis zur klassischen Erkrankung dauert durchschnittlich sieben Jahre. Am Anfang kann natürlich eine sichere Diagnose noch gar nicht gestellt werden, da ein Großteil der für die Erkrankung typischen Symptome fehlt.

Auch Jugendliche und – selten – Kinder können Fibromyalgie bekommen. Das Krankheitsbild ähnelt dem Leiden beim Erwachsenen, jedoch ist die Steifigkeit ausgeprägter.

Lange Zeit nahm man an, dass sich die Fibromyalgie automatisch oder auch meist im höheren Lebensalter deutlich bessert. Dies kann heute nicht mehr aufrechterhalten werden.

Frauen sind etwa achtmal häufiger von der Fibromyalgie betroffen als Männer. Der Anteil von Fibromyalgie-Patientinnen an der Bevölkerung liegt bei ein bis zwei Prozent, das heißt, es gibt in Deutschland weit über eine Million Betroffene.

Diagnostik und Untersuchungsmethoden

Die Diagnosestellung

Viele Patientinnen haben eine langjährige Odyssee von Arzt zu Arzt hinter sich, bis endlich die richtige Diagnose gestellt wird.

In ihrem persönlichen Umfeld, aber auch von Ärzten werden die Betroffenen nicht selten als Simulantinnen oder Hysterikerinnen angesehen.

Oft werden ihre Beschwerden nicht ernst genommen oder es kommt zu Diagnosen, die nur eine Facette des Krankheitsbildes wiedergeben. Häufig haben die Erkrankten das Gefühl, als Simulanten oder Hysteriker angesehen zu werden. Manchmal wird ihre Erkrankung auch als psychisches Leiden missverstanden. Selbst nachdem die Diagnose gefunden wurde, müssen viele Betroffene erleben, dass diese von anderen Ärzten angezweifelt oder als nichtig abgetan wird.

Wie kommt es, dass die Diagnose Fibromyalgie so spät, so selten und mit so vielen Schwierigkeiten gestellt wird?

Die Fibromyalgie wird durch die für sie charakteristische Anamnese, die Krankengeschichte, und durch den für sie typischen Untersuchungsbefund diagnostiziert. Weltweit bekannt und anerkannt sind hierfür die ACR-Klassifikations-Kriterien (American College of Rheumatology), die 1990 von dem Rheumatologen Wolfe und zahlreichen Fibromyalgie-Spezialisten nach Abschluss ausgedehnter wissenschaftlicher Studien veröffentlicht wurden. Im gleichen Jahr waren von dem Rheumatologen Müller aus Basel und seinen Mitarbeitern ebenfalls Kriterien veröffentlicht worden, die sich jedoch international nicht durchsetzen konnten.

Da die Fibromyalgie bislang nicht zusätzlich durch Laboruntersuchungen oder andere technische Untersuchungen (siehe

S. 27) bestätigt werden kann, müssen ähnliche Erkrankungen, mit denen die Fibromyalgie verwechselt werden könnte, ausgeschlossen werden.

Für einen Untersucher, der mit dem Fibromyalgie-Syndrom vertraut ist, bietet sie ein sehr typisches Bild. Wer allerdings die Erkrankung nicht kennt, wird sie nicht diagnostizieren können. Im letzten Jahrzehnt hat die Fibromyalgie auch Eingang in die Lehrbücher gefunden und international werden jedes Jahr viele hundert Fachartikel zu dieser Krankheit veröffentlicht. Von Renten und Krankenversicherungen wird die Erkrankung ab dem 1. 1. 2005 international unter der (ICD-10)-Codenummer M 79.7 geführt.

Bei der Untersuchung achtet der Arzt besonders auf den Rücken, weil Fehlstellungen der Wirbelsäule die Entstehung einer Fibromyalgie begünstigen können.

INFO

Leitlinien

Im Sommer 2008 wurden Leitlinien für das Fibromyalgie-Syndrom veröffentlicht, die für die behandelnden Ärzte den wissenschaftlich abgesicherten Stand der Ursachen, der Diagnostik und der Therapie des Fibromyalgie-Syndroms wiedergeben. Die wichtigsten Aussagen der Leitlinien finden Sie ab S. 106.

Der ärztliche Befund

Neben der genauen Anamnese der Krankengeschichte, der Vorerkrankungen und der Lebensgeschichte der Patientin ist auch die sorgfältige körperliche Untersuchung bei Verdacht auf Fibromyalgie von großer Wichtigkeit.

Nach der allgemein-internistischen Untersuchung prüft der Arzt die Gelenke auf Schwellung, Deformierung und Beweglichkeit. Hier wird er meist keine wesentlichen Krankheitszeichen finden, manchmal eher eine Überbeweglichkeit. Natürlich schützt Fibromyalgie nicht vor anderen rheumatischen Erkrankungen, sodass zusätzlich eine entzündliche Gelenkerkrankung und gerade in der zweiten Lebenshälfte auch Verschleißerkrankungen, Arthrosen, vorhanden sein können. Besonderes Augenmerk wird vom Untersucher auf den Rücken gerichtet, da Fehlstellungen der Wirbelsäule die Entwicklung einer Fibromyalgie begünstigen können. Als häufige Untersuchungsbefunde können Muskelverspannungen von unterschiedlichem Ausmaß im Schultergürtel und parallel zur Wirbelsäule gefunden werden.

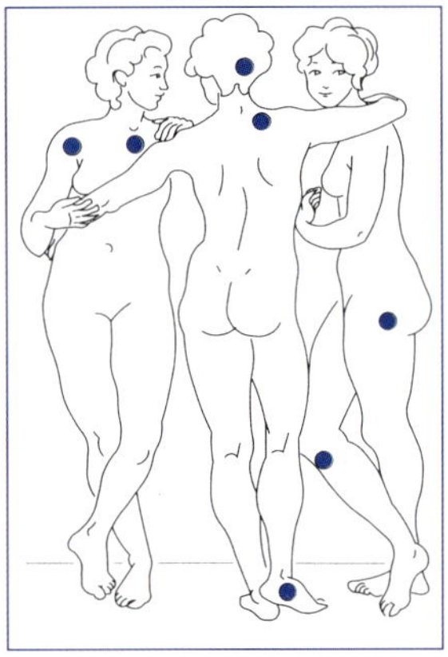

Kleine Auswahl typischer Schmerz-Druckpunkte bei Fibromyalgie (nach einer amerikanischen Veröffentlichung zu den Kriterien der Fibromyalgie)

Für die Fibromyalgie typische Befunde sind schmerzhafte Druckpunkte, so genannte tender points, und Reizzustände an Sehnenansatzstellen, wie sie im Kapitel Weichteilrheumatismus beschrieben wurden. Die tender points weisen eine wesentlich höhere Empfindlichkeit als bei gesunden Menschen oder Patientinnen mit anderen Erkrankungen auf. Gelegentlich werden auch „trigger points" gefunden. Hierbei handelt es sich um knotige, teilweise auch bandförmige Verhärtungen der Muskulatur (Myogelosen), die vor allem im Nacken und oberhalb der Gesäßmuskulatur ertastet werden können. Sie sind meist ebenfalls druckschmerzhaft und lösen bei Druck oft zusätzlich einen ausstrahlenden Schmerz aus.

Besonders druckschmerzhaft sind bei der Fibromyalgie folgende Körperstellen:
Bestimmte Partien der Rückenmuskulatur, insbesondere Muskelansätze am Hinterkopf, an der seitlichen Halswirbelsäule, am Übergang vom Nacken zur Schulter (Trapeziusmuskulatur), am unteren Ende der Wirbelsäule, wo die Rumpfmuskulatur ansetzt, sowie an den Muskelansätzen am Beckenkamm und am Gesäßmuskel. An den Armen liegen die schmerzhaften Stellen an den Schultern, an den Ellbogen, am Ansatz der Daumenwurzel und oft auch an den Fingern. Im Bereich der Beine finden sich tender points am großen Oberschenkelhöcker an der seitlichen Hüfte, beidseits der Knie und in der Sprunggelenksregion. Weitere druckempfindliche Stellen sind die Kiefergelenke und die Brustbeinverbindungen zum Schlüsselbein und den Rippen.

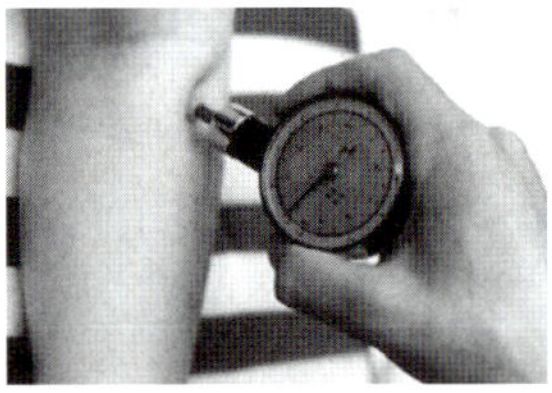

Mechanisches und elektronisches Druckdolorimeter zur Schmerzmessung

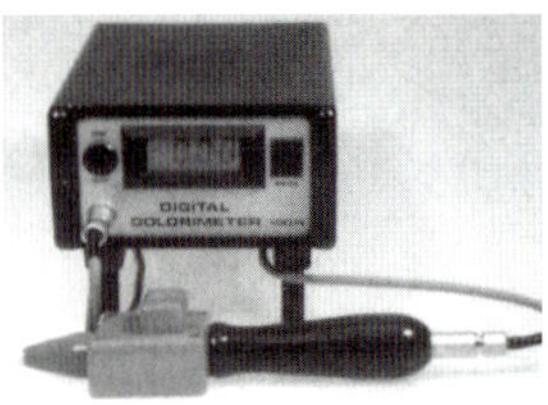

Speziell für Verlaufsbeobachtungen, aber auch zur Kontrolle therapeutischer Effekte kann die Druckmessung mit einem Dolorimeter erfolgen. Hierbei wird natürlich nicht der Schmerz gemessen, sondern der Druck, der langsam steigend ausgeübt wird, um festzustellen, wann der mit dem Gerät ausgeübte Druck als Schmerz wahrgenommen wird. Die Geräte messen entweder elektronisch oder mechanisch nach dem Prinzip einer umgekehrten Federwaage.

Was zeigt der Laborbefund?

Einen „Rheumafaktor", der die Fibromyalgie nachweisen oder ausschließen könnte, gibt es bisher nicht. Wobei es ein weit verbreiteter Irrtum ist, dass der Rheumafaktor erkennen ließe, ob ein Mensch eine rheumatische Erkrankung hat oder diesbezüglich gefährdet ist. Nur bei einer einzigen Krankheit aus dem rheumatischen Formenkreis ist dieser Laborwert hilfreich, nämlich bei der chronischen Polyarthritis, und auch bei dieser Erkrankung lässt er sich nur bei 60 bis 70 Prozent der Betroffenen nachweisen. Er kommt zudem mit einem Anteil von rund fünf Prozent auch bei gesunden Menschen vor und kann dadurch ebenfalls verwirren.

Auch Hoffnungen, den Krankheitsnachweis durch spezielle Antikörper erleichtern zu können, sind bisher nicht erfüllt worden, sodass weiterhin die Diagnose nur durch eine eingehende Anamnese, eine sorgfältige Untersuchung und den Ausschluss anderer infrage kommender Erkrankungen gestellt werden kann.

Weder ein „Rheumafaktor" noch spezielle Antikörper sind bei der Fibromyalgie nachzuweisen.

Hierbei haben Laboruntersuchungen wiederum ihren Stellenwert und sind daher nicht überflüssig. Die wichtigsten, teilweise einfachen Untersuchungen, beginnend mit der Blutsenkung, betreffen die Entzündungswerte, denn eine entzündliche Rheumaerkrankung soll ausgeschlossen werden.

Untersucht man nicht eine einzelne Fibromyalgie-Patientin, sondern eine ganze Gruppe, so fällt auf, dass im Vergleich zu einem Kollektiv gesunder Frauen doch einzelne Laborwerte verändert sind. Diese Werte sind jedoch für die Diagnose im Einzelfall (noch) nicht hilfreich, sondern werden im Rahmen von Forschungsvorhaben ermittelt. Hierbei sind vor allem der Nervenbotenstoff Serotonin, der Schmerzvermittler Substanz P (in der Rückenmarksflüssigkeit) und einige Hormone, zum Beispiel Cortisol und Calcitonin, von Interesse.

Einige Laborwerte werden in der Forschung auch im Hinblick auf die Fibromyalgie ermittelt.

INFO

Bilder von der Wirbelsäule

Röntgen- und andere Bilder

Es gibt kaum eine Fibromyalgie-Patientin, die nicht einen Berg von Röntgenaufnahmen zur Untersuchung mitbringt – aus Erfahrung, um sich und der Kasse neue Röntgenuntersuchungen zu ersparen.

Eine Szene, die sich tausendfach und Woche für Woche bei der Röntgendiagnostik von Fibromyalgie-Patientinnen wiederholt: Entweder die Untersuchung ergibt den Befund eines (in der Regel alterstypischen) Verschleißes und Arzt und Patient sind zufrieden, weil der Schmerz mit einem Röntgenbefund verknüpft werden kann. Oder es findet sich kein nennenswerter Befund und Untersucher und Patient sind unzufrieden, weil sich kein Anhaltspunkt für den Schmerz ergibt – das alte Dilemma: Der Patient hat Schmerzen, der Arzt findet keinen „objektiven Befund"; beide sind enttäuscht oder, schlimmer noch, sie misstrauen sich gegenseitig.

Was sagt die Wissenschaft zu Veränderungen an der Wirbelsäule bei Fibromyalgie? Einige Untersuchungen haben ergeben, dass bei Fibromyalgie-Patientinnen häufiger Fehlhaltungen beobachtet werden, während Wirbelsäulenverschleiß genauso häufig wie im Bevölkerungsdurchschnitt vorkommt. Da Fehlhaltungen der Wirbelsäule generell sehr häufig auftreten, oft lebenslang keine oder zumindest keine gravierenden Beschwerden verursachen und oft auch nur durch Zufall entdeckt werden, lassen sich auf dieser Basis für die einzelnen Patientinnen keine Aussagen machen. Eine Fehlstellung kann allerdings einer der für die Krankheit disponierenden Faktoren sein und verdient dadurch – bei einer Untersuchung entdeckt – schon im Rahmen einer Prophylaxe von Rückenschmerzen Beachtung.

Bildbefund: Bandscheibenvorfall

Häufig wird bei unklaren Rückenschmerzen wegen der Möglichkeit eines Bandscheibenvorfalls eine Kernspintomografie durchgeführt. Oft kommt dabei der Bildbefund eines Bandscheibenvorfalls heraus. Dank der schmerzlosen und strahlenfreien Untersuchungsmöglichkeit mit der Kernspintomografie wissen wir heute, dass bei jedem dritten bis vierten untersuchten Menschen allein im Abschnitt der Lendenwirbelsäule mindestens ein Bandscheibenvorfall zur Darstellung kommt, selbst wenn keine Rückenbeschwerden bestehen.

Untersuchungen bei Fibromyalgie-Patientinnen haben ähnliche Zahlen zutage gebracht. Inzwischen haben die meisten Ärzte gelernt, dass die Abbildung eines Bandscheibenvorfalls und bestehende Rückenschmerzen nicht gleichzusetzen sind mit der neurologischen Erkrankung eines behandlungsbedürftigen Bandscheibenvorfalls. In diesem Fall liegt nämlich eine Quetschung des Rückenmarks und seiner Äste vor mit einem exakt dazu passenden Krankheitsbild, das durch bestimmte Störungen der Sensibilität, Lähmungen der Muskeln, Reflexausfällen und so weiter gekennzeichnet ist. Also ist es äußerst wichtig zu beurteilen, ob bei einer Patientin mit Rückenproblemen der Charakter der Rückenbeschwerden zu dem exakten körperlichen Untersuchungsbefund eines Bandscheibenvorfalls passt.

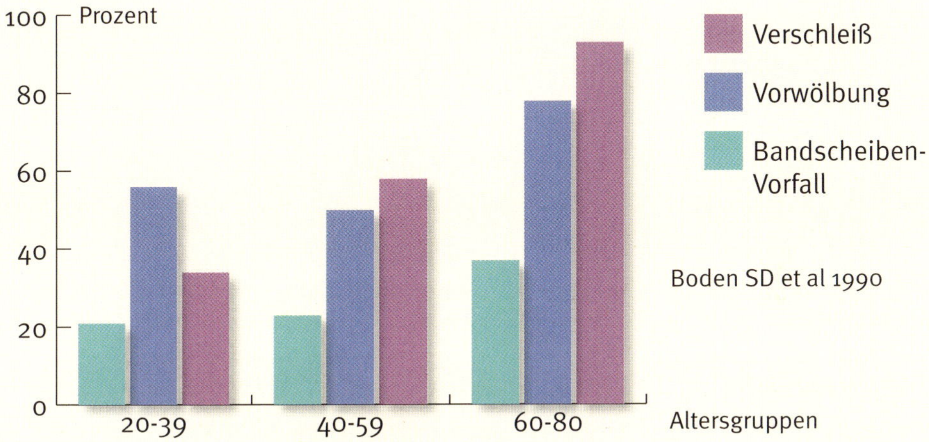

Befunde einer Kernspintomografie bei schmerzfreien Menschen

Primäre und sekundäre Fibromyalgie

Vor einigen Jahren wurde viel Wert darauf gelegt, eine primäre von einer sekundären Fibromyalgie zu unterscheiden. Unter der sekundären Form versteht man eine Fibromyalgie, die durch eine andere Erkrankung ausgelöst wurde. Dies kann zum Beispiel eine chronische Polyarthritis sein, aber auch ein vorbestehendes Wirbelsäulenleiden, zum Beispiel eine schwere Skoliose (seitliche Verkrümmung der Wirbelsäule). Eine Viruserkrankung, eine hormonelle Störung und zahlreiche andere Erkrankungen können ebenfalls einer Fibromyalgie vorausgehen und sie unter bestimmten Umständen auslösen.

Bei einer primären Fibromyalgie ist hingegen keine auslösende Vorerkrankung zu finden. Es ist in den meisten Fällen schier unmöglich, einen Zusammenhang mit einer anderen Erkrankung zu beweisen oder aber sicher auszuschließen. Außerdem müsste man bei der sekundären Fibromyalgie davon ausgehen, dass sie sich zurückbildet oder deutlich bessert, wenn die Ersterkrankung erfolgreich behandelt ist. Da diese Behandlung sowieso erfolgen wird, ist die strenge Unterteilung nach primärer und sekundärer Fibromyalgie in den letzten Jahren seltener vorgenommen worden. Eine Ausnahme bildet die Fibromyalgie als Folge einer entzündlich-rheumatischen Erkrankung.

Wir wissen heute weiterhin, dass sich die primäre und die sekundäre Fibromyalgie weder in den Befunden noch in den auftretenden Symptomen unterscheiden.

Womit kann die Fibromyalgie verwechselt werden?

Der Bildbefund eines Bandscheibenvorfalls kann zu diagnostischen Irrtümern führen. Deshalb müssen Rückenbeschwerden so exakt wie möglich auf ihre Ursache zurückgeführt werden.

Bevor die Diagnose Fibromyalgie sicher gestellt werden kann, müssen bestimmte Erkrankungen ausgeschlossen werden, die ein ähnliches Erscheinungsbild aufweisen. Hierzu gehören Frühstadien der chronischen Polyarthritis und anderer entzündlich-rheumatischer Gelenkerkrankungen sowie die Kollagenosen einschließlich entzündlicher Muskelerkrankungen. Eine Unterscheidung von Syndromen der gesamten Wirbelsäule und weichteilrheumatischen Beschwerdebildern, die über eine Gelenkregion hinausgehen, muss ebenfalls erfolgen.

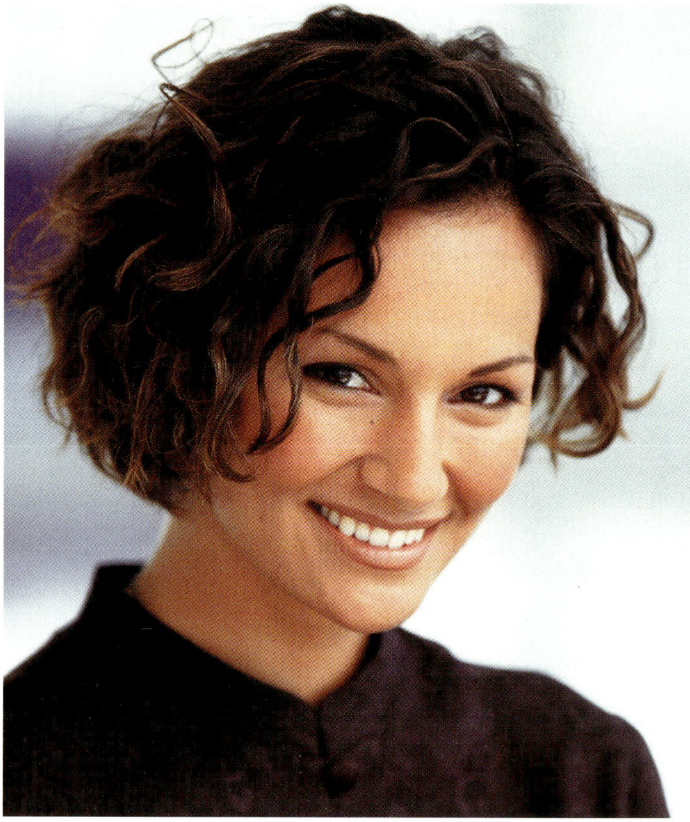

Da bei der Depression als psychiatrischer Erkrankung in vielen Fällen Rückenschmerzen, Schlafstörungen und Antriebslosigkeit auftreten, muss auch sie ausgeschlossen werden. Ebenso muss eine Abgrenzung gegenüber dem „psychogenen Rheumatismus“ und der von Psychiatern häufig diagnostizierten somatoformen Schmerzstörung erfolgen, wobei hier im Einzelfall die Übergänge fließend sein können. Auch Viruserkrankungen mit Muskelschmerzen und das so genannte Chronische Müdigkeitssyndrom (Chronic Fatigue Syndrome, CFS) weisen Ähnlichkeiten mit der Fibromyalgie auf. Und nicht zuletzt sollten auch eine Hypothyreose (Erkrankung mit Schilddrüsenunterfunktion) und eine Osteoporose ausgeschlossen sein.

WISSEN

Das Chronische Müdigkeitssyndrom

Beim Chronischen Müdigkeitssyndrom (Chronic Fatigue Syndrome, CFS) handelt es sich um einen dauerhaften schweren körperlichen und geistigen Erschöpfungszustand, der typischerweise von einer Reihe weiterer Symptome wie Kopfschmerzen, Halsschmerzen, Muskel- und Gelenkschmerzen, Konzentrations- und Gedächtnisstörungen, Sehstörungen oder Ohrgeräuschen begleitet wird. Auch Depressionen treten häufig in Zusammenhang mit dem CFS auf, dessen Entstehungsursachen bisher noch nicht bekannt sind. Die Hypothesen reichen von Virusinfektionen bis zu dauerhafter Stresseinwirkung.

Ursache

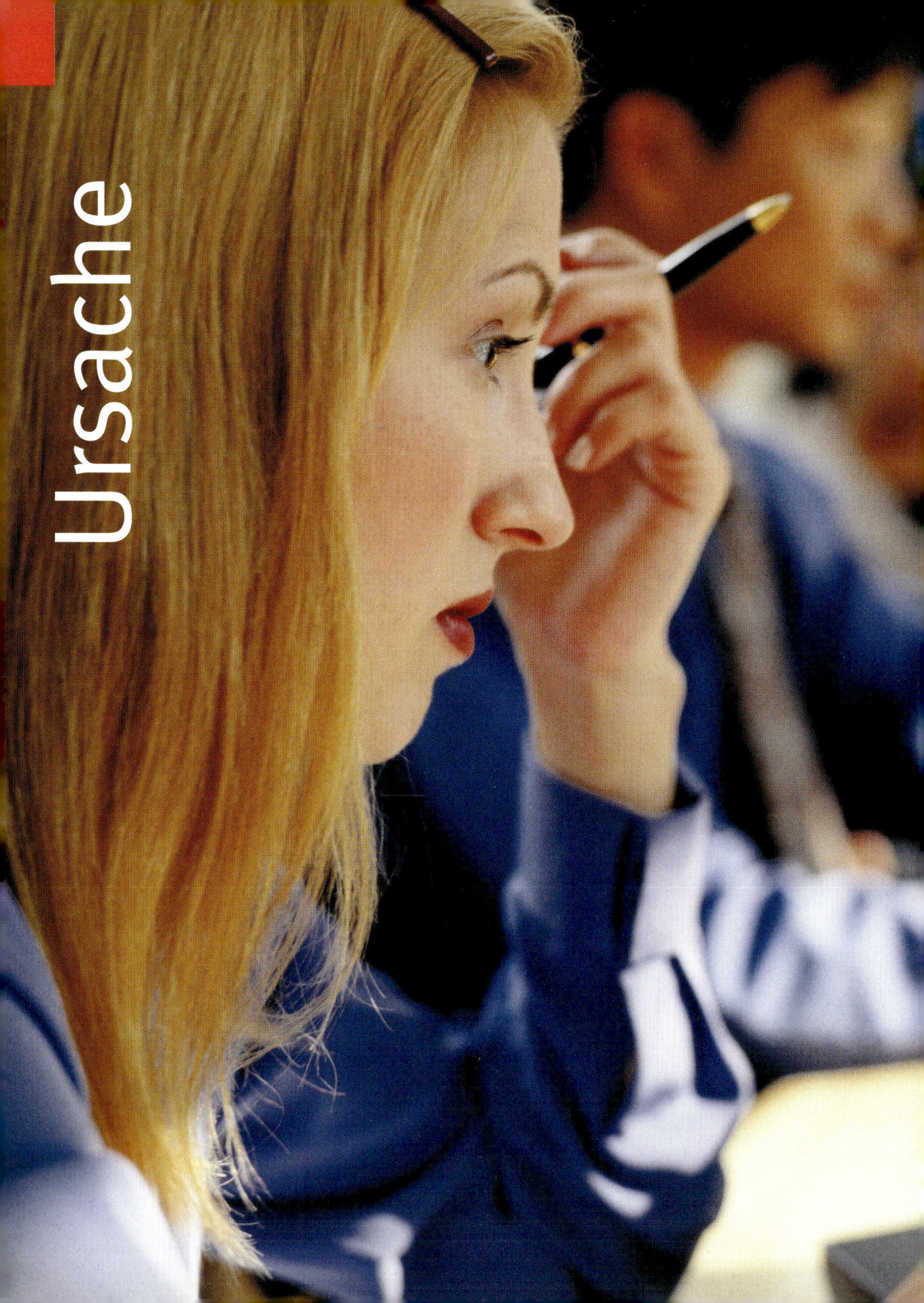

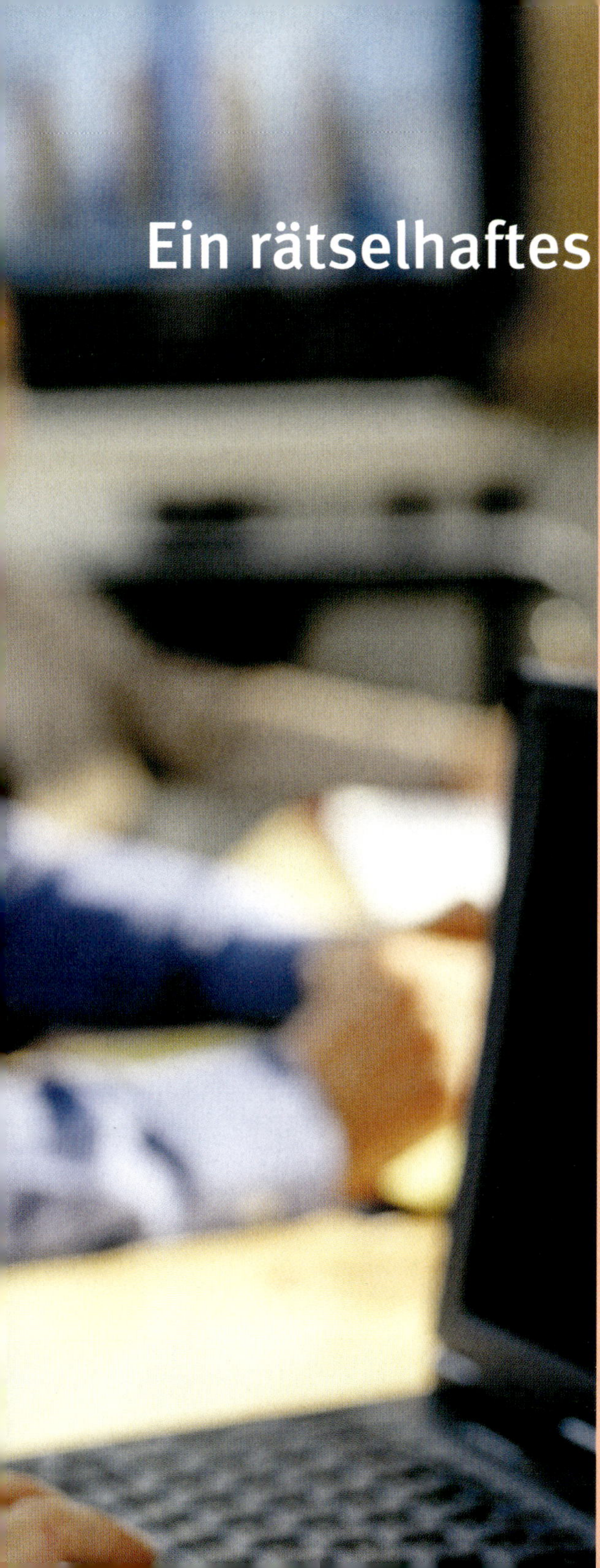

Ein rätselhaftes Krankheitsbild

Auslöser und Ursachen der Fibromyalgie

Im 19. Jahrhundert wurde bei vielen Krankheiten eine Ursache erkennbar und wissenschaftlich nachweisbar. Die Entdeckung der Bakterien konnte die großen Seuchen, zum Beispiel Pest und Tuberkulose, enträtseln. Im 20. Jahrhundert sind die meisten Infektionskrankheiten durch die Entdeckung und Entwicklung der Antibiotika und durch konsequente hygienische Maßnahmen erfolgreich bekämpft worden. Dem Verstehen mancher Stoffwechselvorgänge folgten die Entdeckung und Herstellung von Hormonen, durch die etwa die Schilddrüsenunterfunktion sowie der Mangel an Geschlechts- und anderen Hormonen ursächlich behandelt werden konnten.

Woher kommt die Fibromyalgie?

Eine alleinige Ursache als Auslöser der Fibromyalgie wurde bisher nicht gefunden

Auch bei der Fibromyalgie wurde anfangs von einer monokausalen, d. h. von einer einzigen Ursache ausgelösten Entstehung der Erkrankung ausgegangen und nach der Ursache gesucht. Doch konnte man bisher keine alleinigen Ursachen finden.

Nach heutigem Kenntnisstand ist die Entwicklung eines Fibromyalgie-Syndroms durch unterschiedliche Ursachen bedingt. An der uneinheitlichen Entstehung der Erkrankung sind offensichtlich mehrere Faktoren beteiligt. Hierbei ist auch nicht klar, welcher Faktor zuerst da war und dann auf weitere Einfluss genommen hat – was war die Henne, was das Ei?

In der Diskussion stehen unter anderem folgende Theorien, die alle gewisse Stärken und Schwächen haben und von denen auch mehrere zusammen von Bedeutung sein können:

- Die Schmerztheorie, bei der eine Absenkung der Schmerzschwelle die tragende Rolle spielt und/oder eine zu geringe

Tätigkeit körpereigener schmerzhemmender Systeme. Ist der Schmerz einmal chronisch geworden, unterhält er sich quasi selber.
- Die Stresstheorie geht davon aus, dass eine verminderte Stresstoleranz vorliegt. Stresssituationen führen zu körperlichem und seelischem Unbehagen. Hierdurch nimmt der Stress, der nicht abgebaut werden kann, zu und die Krankheit entsteht.
- Die Hormontheorie, nach der sich geringe Störungen in den Hormonkreisläufen zu einer krank machenden Ursache aufgeschaukelt haben.
- Die psychosomatische Theorie, der zufolge unverarbeitete seelische Konflikte sich durch körperliche Symptome äußern und dadurch eine gewisse Stabilisierung erreichen.
- Die Schlafstörungstheorie, die davon ausgeht, dass die unzureichenden Schlafphasen keine ausreichende Erholung für Körper und Seele zulassen, wodurch weitere Beschwerden ausgelöst werden.
- Die Theorie einer peripheren Störung wird heute für nur noch wenig wahrscheinlich gehalten. Sie besagt, dass Defekte im Muskel- und Sehnengewebe oder eine Störung der Energieversorgung der Muskulatur Auslöser für die Symptome der Fibromyalgie sind.

Zur Entstehung des Fibromyalgie-Syndroms werden verschiedene Theorien diskutiert.

Bei der Entstehung der Fibromyalgie muss davon ausgegangen werden, dass eine Krankheitsveranlagung eine wichtige Rolle spielt. Hierbei kann es sich auch um eine Störung der Schmerzverarbeitung handeln. In einer amerikanischen Studie aus dem Jahr 2004 wurde die ärztliche Erfahrung, dass eine familiäre Häufung der Fibromyalgie vorliegt, bestätigt. Eine Verwandte einer Fibromyalgie-Patientin hat ein 8,5-fach erhöhtes Risiko, selbst daran zu erkranken. Zu dieser ererbten müssen jedoch auslösende Faktoren und Ereignisse kommen, damit sich die Krankheit entwickelt, damit aus einem banalen Ereignis, etwa einem Kreuzschmerz, der Weg in die Krankheit beginnt oder fortgeführt wird.

Ursache

WISSEN

Modell für die Entwicklung des Fibromyalgie-Syndroms

Genetische Faktoren, Persönlichkeit

körperliche Traumen, Infektionen (?)
seelische Traumen
Überforderungen/Übergriffe im Kindesalter

verminderte Stressbelastbarkeit
geringe biographische „Schutzfaktoren“

führen über
psycho-neuro-endokrine Fehlsteuerungen
zu

funktionellen Beschwerden
Schlafstörung

Schmerz

Muskelverspannung
Leistungsminderung

und schließlich Vollbild des Fibromyalgie-Syndroms
mit ausreichender Regulierung

mit Chronifizierung
Generalisierung
Dysregulation

und
zunehmenden
psychosozialen Problemen

und teilweise Übergang in ein undifferenziertes Schmerzsyndrom

Wie ererbte Faktoren im Zusammenspiel mit einer bestimmten Persönlichkeit unter Einfluss von körperlichen und seelischen Verletzungen schließlich zur Entwicklung eines Fibromyalgie-Syndroms führen könnten, soll die obige Abbildung verdeutlichen.

Hierfür wichtige Umwelt- und Familieneinflüsse treten in der Kindheit und Jugend ein, zum Beispiel

- früher Verlust eines oder beider Elternteile,
- Misshandlungen,
- angeborene oder erworbene Schäden an Wirbelsäule oder Gelenken.

Die entstandene Disposition oder Vulnerabilität (lateinisch: Verletzbarkeit) wird zeitlebens dafür sorgen, dass diese Menschen eine wesentlich höhere Chance haben, von der Fibromyalgie betroffen zu werden als andere.

Dann werden, entweder zusätzlich, möglicherweise aber auch ohne die Ereignisse in der Kindheit, weitere auslösende Faktoren notwendig sein, wie

- körperliche Krankheiten und Verletzungen,
- schwere körperliche Über- oder Fehlbelastung,
- familiäre Sorgen und Probleme,
- Trennungs- und Ablösungskrisen, Verluste von Angehörigen,
- andere Lebenskrisen,
- seelische Kränkungen und Entwertungen,
- neurotische Entwicklungen, depressive Phasen,
- berufliche Probleme, Mobbing am Arbeitsplatz und damit auch oft
- finanzielle Probleme,
- sozialer Abstieg,
- Isolation.

Überwiegt die Waagschale mit den negativen Faktoren, kann die Fibromyalgie zum Ausbruch kommen.

In den meisten Fällen werden einzelne Auslösefaktoren offensichtlich gut toleriert. Vermutlich, weil sie durch ihnen gegenüberstehende positive und schützende Faktoren aufgehoben und ausgeglichen werden. Diese prophylaktisch, stabilisierend und heilend wirkenden Faktoren haben erst in jüngster Zeit Beachtung gefunden. Aus ihnen wird auch geschöpft werden müssen, um Problemlösungen zu entwickeln.

Überwiegen jedoch die ungünstigen Faktoren, läuft das Fass über, die Krankheit entsteht. Anfangs treten häufig kürzere Episoden auf, zwischen denen Phasen vollständiger Gesundheit liegen. Besteht jedoch im weiteren Verlauf das Übergewicht der ungünstigen Faktoren, dann schreitet die Krankheit fort. Sie breitet sich aus und wird chronisch.

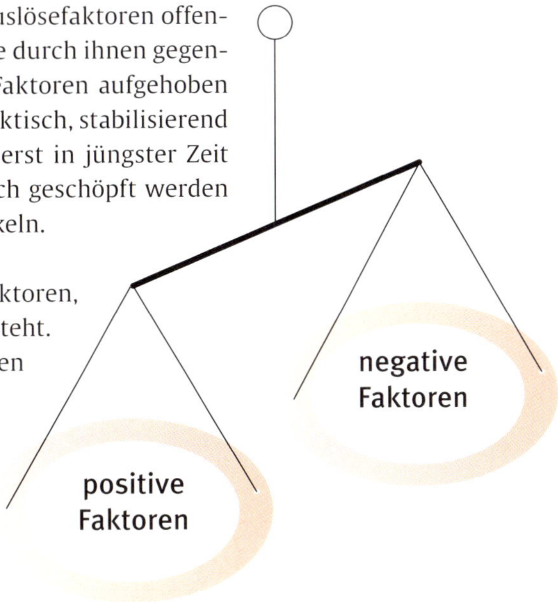

Eine adäquate Behandlung und Beeinflussung liegt nun in der Herausarbeitung und Stärkung günstiger Faktoren und der Abschwächung und Eliminierung der ungünstigen. Gelingt dies, wird sich die Erkrankung bessern und vielleicht so weit zurückgehen, dass sie kein Problem mehr darstellt. Der entgegengesetzte Weg führt zu erneuter Krankheitszunahme.

In der Behandlung geht es darum, schützende Faktoren zu stärken und potenzielle Krankheitsauslöser zu eliminieren.

Schmerzfaktoren schaukeln sich hoch

Zusätzlich spielen sich gegenseitig verstärkende Faktoren im Rahmen so genannter „Teufelskreise" eine Rolle und unterhalten die Symptomatik. Ein Beispiel ist der Schmerz, der zur Zunahme der Muskelverspannung führt, die wiederum stärkere Schmerzen auslöst.

Ein Beispiel für einen solchen Teufelskreis ist der Kieferschmerz. Noch vor wenigen Jahren wurden Okklusionsstörungen, das heißt Passstörungen der Zahnreihen von Ober- und Unterkiefer beim Schließen des Mundes, als Hauptursache für eine Verspannung der Kiefermuskulatur mit zusätzlicher Überlastung des Kiefergelenks (Myoarthropathie) angesehen. Heute weiß man, dass psychische Spannungszustände die wesentlichen Faktoren für diese Beschwerden sind. Als Folge der Muskelspannung treten Schäden an Zähnen und Kiefergelenken auf. Diese allgemeine Anspannung setzt sich oft zusätzlich in nächtlichem Zähneknirschen fort, das den Betroffenen häufig gar nicht bewusst wird. Möglicherweise findet hierbei auch aufgestaute Aggression ihr Ventil.

Der Kieferschmerz ist ein Beispiel für den Teufelskreis, in den Schmerzpatientinnen immer wieder geraten.

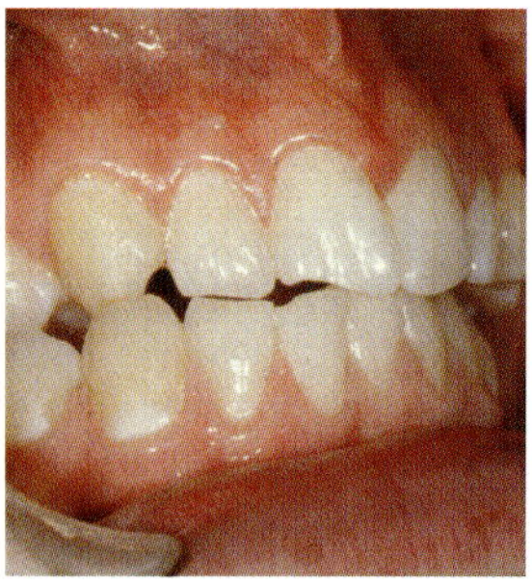

Zahnabschliff durch nächtliches Zähneknirschen

Da die Auslösesituationen der Krankheit häufig immer wieder eintreten, zum Teil auch über lange Zeit andauern, bestehen auch die Schmerzen weiter und werden mit der Zeit chronisch. Dabei spielt auch die schwierige Krankheitssituation selbst eine Rolle.

Die Odyssee von Arzt zu Arzt

Für manche Ärzte ist die Fibromyalgie nichts als eine Verlegenheitsdiagnose.

Obwohl die Fibromyalgie inzwischen international anerkannt ist, die Kriterien in zahlreichen Ländern angewandt werden und durch neue Studien geprüft worden sind, wird bis heute die Erkrankung oft erst spät erkannt. Manche Ärzte – und das ist auch in Begutachtungen immer wieder zu sehen – betrachten die Fibromyalgie als Verlegenheitsdiagnose oder streiten die Existenz dieser Krankheit schlicht ab. Das Fehlen „eindeutiger“ und naturwissenschaftlich leicht fassbarer Merkmale, zum Beispiel Labor- oder Röntgenbefunde, wecken ihre Zweifel.

WISSEN

Die schwierige Diagnosestellung und ihre Folgen wirken sich ungünstig auf die Fibromyalgie aus.

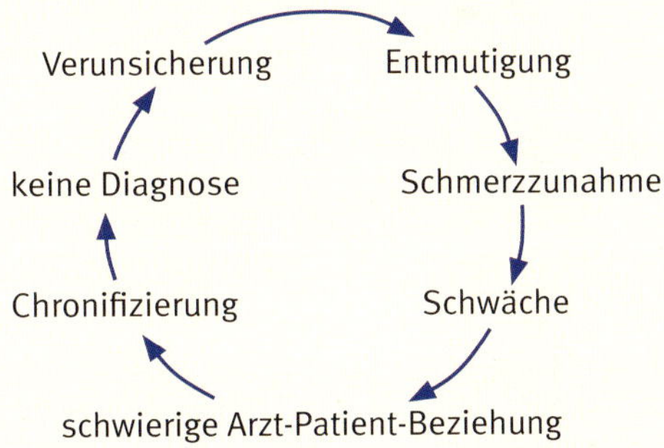

Diese Unsicherheit überträgt sich vom Arzt auf seine Patientin, die die ärztlichen Zweifel bezüglich der Diagnose als Zweifel an den vorgetragenen Beschwerden versteht und sich oft als Simulantin angesehen und missverstanden fühlt. Sie wechselt den Arzt und erfährt nun teilweise andere Beurteilungen und Therapieempfehlungen, was sie noch mehr verwirrt. Der oft gegebene zusätzliche Hinweis, dass es sich aufgrund der erhobenen Befunde sicher nicht um eine schlimme oder gefährliche Krankheit handle, ist gut gemeint, trägt jedoch für die Patientin nur selten zur gewünschten Klarheit und Beruhigung bei.

Es gibt bei der Fibromyalgie kaum eine Krankengeschichte, die nicht eine Odyssee von einem Arzt zum anderen aufweist.

Ähnlich ist es bei der Vermutung, dass es sich offensichtlich um „etwas Psychisches“ handle, nachdem „nichts Körperliches“ gefunden werden konnte. Viele Betroffene sind verunsichert und glauben, dass der Arzt sie für „nicht ganz normal“ halte, wenn sich an die Diagnose nicht ein ausführliches Gespräch anschließt. Die meisten Patientinnen können diese

WISSEN

Die Muskelverspannungen verursachen Schmerzen, die wiederum zu neuen Verspannungen führen – ein Teufelskreis.

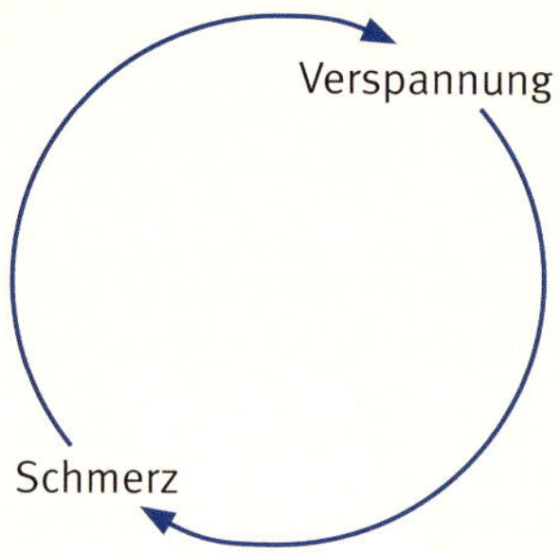

Deutung so nicht akzeptieren und wenden sich enttäuscht an neue Fachleute. Es folgt eine Odyssee vom Hausarzt zum Orthopäden, vom Frauenarzt zum Neurologen, vom Internisten zum Manualtherapeuten, vom HNO-Arzt zum Schmerztherapeuten, vom Naturheiler zum Homöopathen und so weiter. Es gibt selten eine Fibromyalgie-Krankengeschichte, die keine solche Irrfahrt aufweist. Die Folge davon ist auch der Abbruch vieler Arzt-Patient-Beziehungen.

Als Folge des Leidens können sich Angst, Hoffnungslosigkeit und Entmutigung (Depression) einstellen. Viele Patientinnen vermuten bei der gesamten Unsicherheit auch, ihre Ärzte hätten eine bösartige Krankheit entdeckt, die sie ihnen verheimlichen.

WISSEN

Komplexes Beispiel eines Teufelskreises

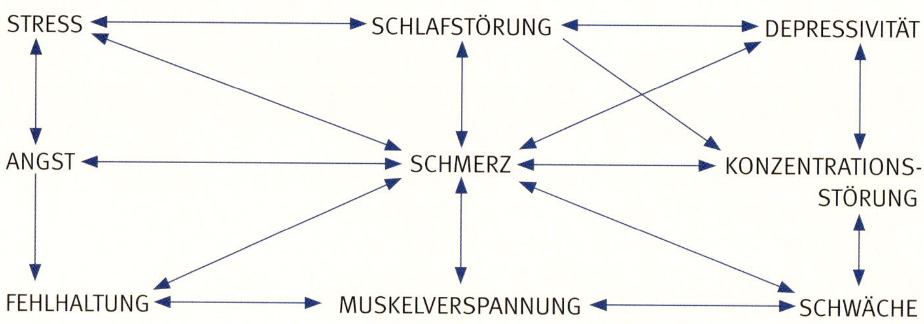

Muskelverspannungen, Schlafstörungen, Depressivität, Angst und Schwäche werden durch den Schmerz verstärkt, den sie selber gemeinsam hervorbringen – ein komplexer Teufelskreis, in dem viele Fibromyalgie-Patientinnen gefangen sind.

All diese Begleitumstände der Fibromyalgie fördern gleichzeitig die Hauptsymptome der Erkrankung: die Muskelverspannungen mit ihren Schmerzen, die Schlafstörung, die Niedergeschlagenheit und auch die Angst und die besorgte Selbstbeobachtung.

So ist die Chronifizierung ein Prozess, der sich durch seine Folgen selber weiter aufschaukelt.

Der Schmerz, seine Rätsel und seine Folgen

Der Schmerz ist ein kompliziertes Phänomen, das der Forschung noch viele Rätsel aufgibt.

Heute geht man davon aus, dass der Schmerz nicht einfach nur eine Botschaft ist, die an das Gehirn übermittelt wird, um ihm mitzuteilen, dass mit dem Körper etwas nicht in Ordnung ist. Schmerz ist etwas sehr viel Komplizierteres, und wie wir wissen, kann die Schmerzbotschaft an das Gehirn durch die verschiedensten psychischen Einflüsse verändert oder gar abgefangen werden. Einen sinnvollen Zweck erfüllt der Schmerz sicher, wenn wir uns verletzt haben. Er stoppt unsere Hand, die ins Feuer gegriffen hat, und leitet den Rückzug ein. In diesem Zusammenhang hat der Schmerz sogar eine überlebenswichtige Funktion.

Schon als Kinder haben wir den Schmerz ganz unterschiedlich empfunden, je nachdem, ob wir mit glühenden Wangen in einer mitreißenden Aktion waren oder ob uns wehgetan wurde und wir uns auch noch ungerecht behandelt fühlten. Unter bestimmten Umständen wird der Schmerz aber nicht nur anders wahrgenommen, sondern hält auch über die Zeit hinaus, in der normalerweise eine Linderung eintreten sollte, an.

Zu den rätselhaften Phänomenen des Schmerzes gehören

- **der Phantomschmerz:** Er wird von vielen Menschen in einem Körperteil empfunden, welches amputiert wurde. Wäre der

Das Nervensystem fungiert wie ein Pförtner an einem Tor, das die Schmerzen passieren müssen, bis unser Gehirn sie wahrnimmt. Es kann unterschiedlich weit geöffnet sein.

Schmerz nur Teil eines Nachrichtensystems des Körpers, könnte diese Botschaft nicht entstehen;

- **die Blockade der Schmerzwahrnehmung:** Diese tritt zum Beispiel nach einem Knochenbruch oder einer schweren Verletzung ein, wenn eine lebensbedrohliche Auseinandersetzung oder ein Unfall vorliegt. Auch der Fußballspieler bemerkt bei einem entscheidenden Match die Verletzung während des Spieles oft erst am Ende;
- **sehr individuelle Unterschiede in der Schmerzwahrnehmung:** Wir haben alle schon bemerkt, dass zwei Menschen mit der gleichen Verletzung ganz unterschiedlich starke Schmerzen empfunden haben. Kinder erleben oder erlernen oft die Reaktion ihrer Eltern auf Schmerzen. Auch unterschiedliche Kulturen vermitteln, ob auf Schmerzen mit lautem Klagen reagiert werden oder ob man Schmerzen nicht zeigen darf („Der Indianer kennt keinen Schmerz");
- **die Verminderung des Schmerzes durch Ablenkung;** Verspannung und Aufregung verstärken ihn hingegen. Die Distanzierung vom Schmerz bei den Fakiren ist ein gutes Beispiel hierfür.

Für das Verständnis des Schmerzes ist die „Gate Control"-Theorie von großer Wichtigkeit. Sie besagt, dass die Schmerzen ein Tor passieren müssen, das unterschiedlich weit geöffnet oder auch ganz geschlossen sein kann. Durch diese Kontroll-

INFO

Kontrolle von Schmerzen

Die „Öffnung des Schmerztores" wird begünstigt durch

- Depression und Hilflosigkeit,
- Angst,
- Stress und Verspannung,
- Konzentration auf den Schmerz,
- Passivität.

Das „Schließen des Schmerztores" wird begünstigt durch

- Schmerzmittel und Antidepressiva,
- Gegenstimulation (zum Beispiel durch Kälte oder Elektrotherapie),
- Beschäftigung und Ablenkung,
- Entspannung, Autogenes Training.

WISSEN

Schmerz kann soziale Beziehungen beeinträchtigen

Wird der chronische Schmerz so wie der akute weiterhin als Gefahrensignal betrachtet, kann er selbst zu einer Quelle der Beunruhigung werden. Die unerklärlichen, anhaltenden Schmerzen führen zur Verunsicherung und allein für sich schon zu einer erheblichen Beeinträchtigung des Gesamtbefindens.

Viele Patientinnen, die früher sehr tüchtig waren, sind nun bedrückt, weil sie sich für andere nun nicht mehr als so nützlich wie früher erweisen können oder sogar auf die Hilfe anderer angewiesen sind. Es treten Minderwertigkeitsgefühle auf, Reizbarkeit und Selbstvorwürfe.

Auch die Sexualität ist oft in diesen Teufelskreis von Schmerz, Unlust, Depressivität und Passivität eingespannt, und Partnerprobleme sind dann eher die Regel als die Ausnahme.

funktion des Nervensystems werden Schmerzbotschaften in unterschiedlichem Maße weitergeleitet.

Hirnspezialisten, Mediziner und Psychologen, haben in den letzten Jahren viel über chronische Schmerzen geforscht und zahlreiche neue Erkenntnisse gewonnen. War man früher der Meinung, dass häufiger Schmerz eher schmerzunempfindlich macht, belegen neue Forschungsergebnisse, dass das Gegenteil der Fall ist. An den Synapsen, den Kontaktstationen von einem Nerv zum nächsten, erfolgt die Übertragung des Nervenreizes, in diesem Fall des Schmerzsignals, durch Botenstoffe. Verschiedene Substanzen können hierbei die Übertragung fördern oder bremsen. Treten Schmerzen häufig auf, werden die Kontaktstellen sensibilisiert und machen ihre „Tore“ schnell und weit auf. Sie sprechen auch schon bei geringen Schmerzreizen an. Diese Änderungen im Schmerzleitungssystem nennt man auch Schmerzgedächtnis.

Zusätzlich versagt die Schmerzabwehr, die durch gegenläufige Impulse und körpereigene Schmerzmittel (Endorphine) die Weiterleitung eines den Schmerz auslösenden Reizes erschweren kann. Schmerzforscher raten daher zu früher und ausreichender medikamentöser Schmerzbekämpfung, um die rasche Schmerzweiterleitung möglichst bald wieder in einen normalen Bereich zurückzufahren.

Was können Sie selbst dem Schmerz entgegensetzen?

Das Leben mit dem Schmerz macht es notwendig, Veränderungen einzuleiten und neue Aktivitäten zu entfalten.

Dem Schmerz völlig nachzugeben bedeutet den allmählichen Rückzug vom aktiven Leben

Stellen Sie sich folgende Fragen:

- Welche Aktivitäten habe ich aufgegeben, seit ich Schmerzen habe?
- Welche dieser Aktivitäten würde ich gerne heute wieder aufnehmen können?
- Welche neuen Aktivitäten würde ich in Zukunft gerne entfalten?
- Weshalb mache ich heute nicht mehr so viel wie früher?

Die letzte Frage ist die schwierigste, denn sie fordert eine Gewissensprüfung. Bei der Beantwortung dieses letzten Punktes können die folgenden Fragen hilfreich sein:

- Hält mich nur der Schmerz davon ab, dieses oder jenes zu tun?
- Gehe ich vielleicht nicht mehr so gern außer Haus, weil ich mein Selbstvertrauen verloren habe?
- Habe ich einen Teil meiner Energie oder Willenskraft verloren?
- Benutze ich den Schmerz manchmal als Ausrede, um etwas nicht tun zu müssen, was ich schon immer ungern getan habe?

Für Fibromyalgie-Patientinnen stellt sich bei verschiedenen Gelegenheiten die Frage: „Soll ich aufhören, wenn es weh tut, oder die Freude mit (vielleicht) etwas stärkeren Schmerzen bezahlen?" Dem Schmerz völlig nachzugeben, heißt für die Betroffene, immer weniger zu unternehmen und nach und nach immer weniger Lust zu verspüren, sich mit Freunden zu treffen oder Dinge zu tun, die sie früher gerne getan hat.

Der Verlust eines spontanen und aktiven Lebensstils ist eines der größten Probleme für die Betroffenen. Sie verabreden sich nicht mehr, weil sie nicht wissen, wie es ihnen zum Zeitpunkt des Treffens geht. So entsteht ein Gefühl der Hoffnungslosigkeit und Isolation, und der Schmerz rückt immer mehr in den Mittelpunkt.

Diese Einstellung müssen Sie unbedingt überwinden; denn sie führt auf lange Sicht dazu, dass Sie mit ihrem Leben nicht mehr zurechtkommen.

Setzen Sie sich daher selbst persönliche Ziele: Sei es ein kleiner Spaziergang, den sie jede Woche etwas ausdehnen, ein Minigolfspiel mit Freunden, das wöchentliche Schwimmengehen oder ein gemeinsamer Ausflug.

Der Schlaf und was ihn stört

Ein- und mehr noch Durchschlafstörungen bestehen bei über 90 Prozent aller Fibromyalgie-Betroffenen. Diese Beschwerden sind sehr belastend, denn durch die vielmals gestörte und verkürzte Nachtruhe ist auch die gesamte Tagesaktivität beeinträchtigt. Der Tag beginnt miserabel, wenn die Erkrankten total zerschlagen und kaputt erwachen und sie sich schon wieder vor der nächsten Nacht fürchten. Diese Angst ist auch keine gute Voraussetzung für guten Schlaf in der folgenden Nacht.

Schlafstörungen beeinträchtigen die Leistungsfähigkeit und verursachen neue Ängste.

Aus diesem Grunde und auch, um das Verständnis für den Einfluss der Schlafstörung auf das gesamte Krankheitsgeschehen zu erleichtern, soll an dieser Stelle auf den Schlaf, was er bedeutet und was wir über ihn wissen müssen, näher eingegangen werden.

Der Schlaf verläuft in mehreren Phasen mit unterschiedlicher Schlaftiefe.

Wie viel Schlaf braucht der Mensch?

Mit dem Schlaf ist es wie mit den anderen Körperfunktionen: Solange sie problemlos ihren Dienst tun, machen wir uns über sie keine Gedanken.

Wir verschlafen etwa ein Drittel unseres Lebens. Doch diese Zeit ist keine vertane Zeit. In dieser Phase haben Körper, Geist und Seele Zeit, sich zu regenerieren.

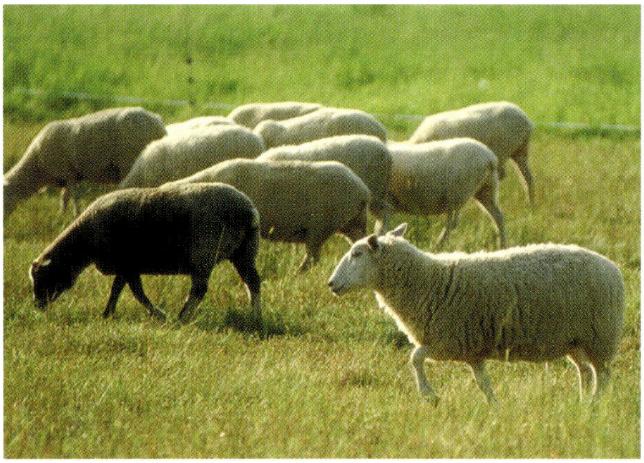

Schäfchen zählen zum besseren Einschlafen – eine altbewährte Methode, mit denen die Schlafstörungen bei einer Fibromyalgie leider nicht in den Griff zu bekommen sind.

Dank der Möglichkeit zur Messung von Hirnströmen mit der Elektroencephalografie (EEG) wissen wir, dass der Schlaf in mehreren Phasen verläuft. Unterscheiden lässt sich die so genannte REM-Phase von den Non-REM-Phasen. REM steht dabei für Rapid Eye Movement, was auf Deutsch schnelle Augenbewegungen heißt. In dieser Phase sind die Augen bei geschlossenen Lidern lebhaft in Bewegung. Auch das Herz schlägt schneller, die Muskelspannung ist dagegen deutlich herabgesetzt. Die Hirnströme sind in diesen Schlafphasen denen des Wachzustands ähnlich.

Abgelöst werden diese Phasen von den Non-REM-Phasen, die nach der Schlaftiefe in 4 Stadien unterteilt werden (Stadium I, leichter Schlaf, bis Stadium IV, sehr tiefer Schlaf). In den Tiefschlafphasen sind die Gehirnströme deutlich langsamer. Diese Periodik der Schlafphasen wird jede Nacht mehrfach durchlaufen, wobei die REM-Phasen etwa alle eineinhalb Stunden auftreten. Sie gehen meist mit Träumen einher, an die wir uns jedoch nur selten noch am nächsten Tag erinnern können. In dieser Phase regeneriert sich besonders die Seele, Probleme des Tages werden verarbeitet, aber auch belastende Situationen „geprobt". Auch sollen in dieser Phase bestimmte Lernleistungen gefestigt werden.

Für das körperliche Wohlergehen ist vor allem der Tiefschlaf von Bedeutung. In dieser Zeitspanne regeneriert sich auch das Immunsystem, wie man aus Tierversuchen weiß. Totaler Schlafentzug über mehrere Tage ist nicht nur belastend, sondern kann im wahrsten Sinne des Wortes eine Folter und – in letzter Konsequenz – tödlich sein.

Das Schlafbedürfnis selbst ist individuell sehr verschieden. Kinder schlafen länger als Erwachsene, deren durchschnittliches Schlafbedürfnis bei sechs bis neun Stunden liegt. Mit zunehmendem Lebensalter nimmt die Schlafdauer weiter ab und beträgt bei den über 70-Jährigen nur noch fünf bis sechs Stunden. Hinzu tritt dafür oft ein Mittagsschlaf, ein Zeichen, dass die biologische Rhythmik der Schlaf-Wach-Regulation schwächer wird.

WISSEN

Die Schlafphasen in unterschiedlichem Lebensalter

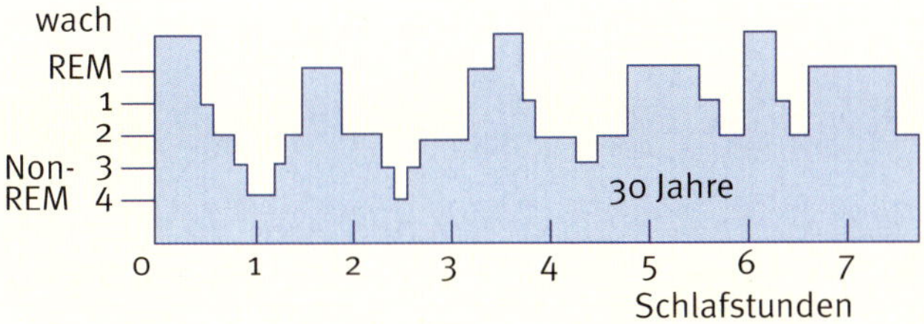

Non-REM
ruhiger Schlaf mit den Tiefschlafphasen 1–4 (4 = tiefster Schlaf)

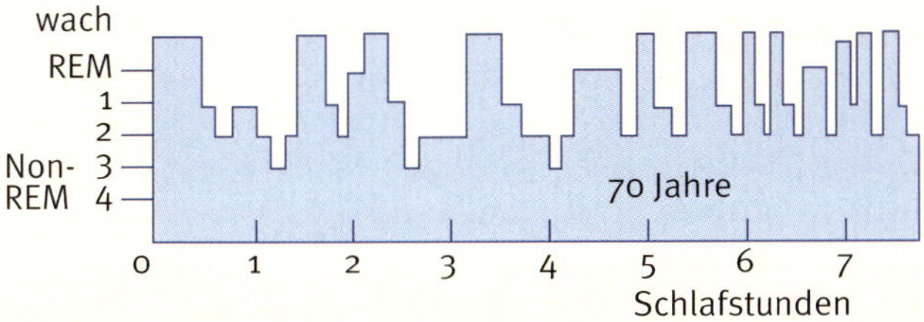

Die Schlafkurven verändern sich mit zunehmendem Lebensalter deutlich.

In den sogenannten REM-Phasen träumt der Mensch – Schlafphasen, im EEG aufgezeichnet.

Die innere Uhr

Die Erforschung der biologischen Rhythmen ist sehr spannend, denn sie beeinflussen fast alle Lebensvorgänge, von denen die Schlafregulation nur einer ist. In diesem Rhythmus spiegelt sich zum Beispiel das Auf und Ab der Körpertemperatur mit nächtlichem Minimum am frühen Morgen und Maximum am frühen Abend wider, der Blutdruck und die Konzentration des Nebennierenrindenhormons Cortisol. All diese Veränderungen stehen im direkten Zusammenhang mit dem durch die Erdrotation vorgegebenen 24-Stunden-Tag.

Ein Mangel an dem wichtigen Nervenbotenstoff Serotonin könnte für die Schlafstörungen als Auslöser der Fibromyalgie verantwortlich sein.

Hierzu wurden auch Experimente in einem Isolationsbunker durchgeführt, der Licht, Schall und Kontakt zur Außenwelt abschottete. Dadurch weiß man, dass auch ohne den Wechsel von Hell und Dunkel ein regelmäßiger Schlaf-Wach-Rhythmus eintritt. Das bedeutet, dass der Körper die Tagesrhythmik noch durch andere Signale als das Licht empfängt.

Die beschriebenen Rhythmen haben jedoch nichts zu tun mit dem Begriff der sogenannten Biorhythmik, die spekulativ Vorhersagen über imaginäre Rhythmen der Lebenskräfte macht, ausgehend vom Tag der Geburt.

Der Gipfel der Schlafbereitschaft ist durch die niedrigste Tagestemperatur des Körpers und ein „Tief" des Gesamtorganismus gekennzeichnet. Zu dieser Zeit ist die Konzentrationsfähigkeit und auch die Kreislaufstabilität am geringsten. Hierauf beruht zum Beispiel die hohe Unfallhäufigkeit bei Autofahrten in den frühen Morgenstunden.

Bei Verschiebungen der Tag-Nacht-Phasen, wie sie zum Beispiel bei Flügen durch mehrere Zeitzonen („Jetlag") oder durch Schichtarbeit auftreten, kommt es zu Stimmungsverschlechterung und zu Konzentrationsstörungen. Das Steuerungszentrum für den Schlaf-Wach-Rhythmus sitzt im Hypothalamus – tief im Gehirn – und ist mit dem Auge verbunden.

Störungen der Tiefschlafphasen

Untersuchungen des Schlafverhaltens, die schon vor fast drei Jahrzehnten von Moldofsky und seinen Mitarbeitern unternommen wurden, ergaben, dass bei der Fibromyalgie die Tiefschlafphasen des Non-Rem-Schlafes gestört waren und damit die Schlafanteile, die in besonderem Maße der Erholung dienen. Andere Untersuchungen zeigten ebenfalls, dass der Schlaf nur sehr oberflächlich verlief und die Untersuchten schon geringste Geräusche wahrgenommen haben. Außerdem konnten sich die Patientinnen am nächsten Morgen regelmäßig an sehr viel mehr Träume erinnern als gesunde Personen.

Moldofsky experimentierte auch mit Gesunden, die er unter EEG-Kontrolle in den Tiefschlafphasen weckte. Diese wiesen am nächsten Tag ähnliche Symptome auf wie Fibromyalgie-Patientinnen, nämlich Schmerzen am Bewegungsapparat, Müdigkeit und Leistungsschwäche.

Serotonin und Fibromyalgie

Die Wissenschaftler stellten die Hypothese auf, dass die Schlafstörung und damit auch die Fibromyalgie durch Störungen im Haushalt der Nervenübertragungsstoffe ausgelöst sein könnte. Die Tiefschlafphasen werden durch Serotonin eingeleitet. Es könnte also ein Mangel oder ein vermindertes Ansprechen auf Serotonin vorliegen. Ein erniedrigter Serotoninspiegel im Blut konnte auch bei einem Teil der Fibromyalgie-Patientinnen nachgewiesen werden. Aufgrund der vielfältigen Funktion von Serotonin im Körper ist es schwierig, den Effekt einer medikamentösen Zufuhr nachzuweisen, zumal im Blut andere Konzentrationen von

Bei Fibromyalgie-Patientinnen sind die wichtigen Tiefschlafphasen oft gestört.

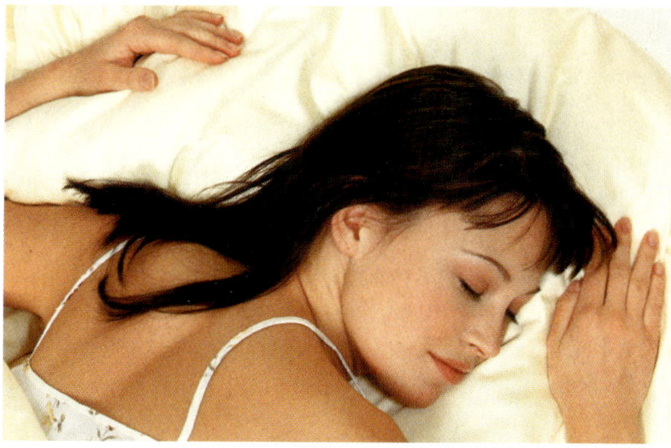

Serotonin zu finden sind als in der Rückenmarksflüssigkeit, den Synapsen und dem Gehirngewebe. Zahlreiche Medikamente wirken offensichtlich auf das Serotonin ein und werden auch eingesetzt.

Aus den bisher vorliegenden Erkenntnissen kann auf jeden Fall der Schluss gezogen werden, dass ein wichtiger Ansatz zur Verbesserung des Schlafes eine Förderung des Schlaf-Wach-Rhythmus ist. Dies kann durch Verminderung von Tagesaktivitäten und Vermeidung von Mahlzeiten vor der Einschlafzeit, durch Ausschalten von störenden Geräuschen und Lichtein-

INFO

Was das Ein- und Durchschlafen fördern kann

- Versuchen Sie, zu relativ regelmäßigen Zeiten ins Bett zu gehen und auch wieder aufzustehen. Dies gilt auch für das Wochenende.
- Regelmäßige leichte körperliche Betätigung (ein Spaziergang eine Stunde vor dem Schlafengehen) wirkt schlaffördernd.
- Lassen Sie den Tag langsam ausklingen.
- Vermeiden Sie Anstrengungen direkt vor dem Schlafengehen.
- Entspannen Sie sich bei einem schönen Buch, nehmen Sie ein warmes Bad.
- Vermeiden Sie schwere Mahlzeiten vor dem Schlaf. Trinken Sie abends nicht zu viel Alkohol.
- Auch Nikotin hat eine stimulierende Wirkung. Rauchen Sie daher nicht vor dem Schlafengehen.
- Kaffee und koffeinhaltige Getränke sind Muntermacher. Als Ausnahme führen sie manchmal bei alten Menschen zu einer Schlafverbesserung.
- Versuchen Sie, tagsüber nicht zu schlafen.
- Wälzen Sie vor dem Einschlafen keine Probleme, sondern rufen Sie sich angenehme Situationen ins Gedächtnis, planen Sie angenehme Dinge.
- Probieren Sie die Wirkung von Entspannungsübungen (zum Beispiel Autogenes Training) vor dem Einschlafen aus.
- Sollten Sie nicht innerhalb einer halben Stunde einschlafen können, quälen Sie sich nicht weiter, sondern stehen Sie auf, tun etwas und legen sich erst wieder hin, wenn Sie sich sehr müde fühlen.
- Das Schlafzimmer sollte ruhig, kühl und abgedunkelt sein. Auch tickende Uhren können stören.
- Sind Sorgen und Probleme die Ursache Ihrer Schlafstörung, so versuchen Sie, diese zu lösen. Hierfür ist jedoch die Zeit vor dem Einschlafen denkbar ungeeignet. Scheuen Sie sich nicht, zum Aufarbeiten der Probleme Hilfe in Anspruch zu nehmen.

flüssen und durch das Schaffen kühler, jedoch nicht kalter Schlafzimmertemperaturen geschehen.

Das Bett sollte über einen stabilisierenden Lattenrost und eine nicht zu harte Matratze verfügen, die Decke sollte angenehm, der Jahreszeit entsprechend und nicht zu schwer sein.

Feste Rituale, wie das Lesen einiger Seiten vor dem Einschlafen, können ebenfalls den Schlaf fördern. Auch ein Glas Bier oder Wein, aber auch ein mildes Pflanzenpräparat, zum Beispiel aus Baldrian, Hopfen oder Passionsblumen, hilft manchmal, den Schlaf anzustoßen.

Organische Störungen?

Ausführliche Untersuchungen wurden angestellt, um mithilfe von Muskel- und Sehnen-Biopsien Veränderungen zu finden, die die Erkrankung besser verstehen und auch behandeln lassen. Doch bis heute ließen sich durch Licht- und Elektronenmikroskopie nur unspezifische Veränderungen finden, die bei den Erkrankten nicht häufiger auftraten als bei Gesunden.

Mit der funktionellen Kernspintomografie ließ sich zeigen, dass Fibromyalgie-Patientinnen tatsächlich schmerzempfindlicher sind.

Da Fibromyalgie-Patientinnen häufig über Schwäche und Kraftlosigkeit klagen, wurden der Energiehaushalt und der Muskelstoffwechsel ebenfalls intensiv untersucht. Fasst man die Ergebnisse der bioptischen Untersuchungen und der Magnetresonanzspektroskopie (mit der tief im lebenden Gewebe chemische Substanzen identifiziert werden können) zusammen, so ergeben sich bisher auch hier keine schlüssigen Hinweise auf das Krankheitsgeschehen. Auch konnte keine Untersuchung einen generellen Sauerstoffmangel in der Muskulatur nachweisen. So beruht die von fast allen Patientinnen verspürte Muskelschwäche zumindest zum Teil auf einem Trainingsmangel infolge schmerzbedingter Schonung.

Der bisher fehlende Nachweis einer Schädigung im Bereich der Bewegungsorgane legt den Schluss nahe, dass zentralnervöse (das heißt im Gehirn und Rückenmark angesiedelte) Mechanismen eine Rolle spielen. Indizien dafür wären die Schlafprobleme und eine möglicherweise gestörte Konzentration von Botenstoffen im Gehirn wie Serotonin, dem Schmerzübertragungsstoff Substanz P und den körpereigenen Schmerzmitteln, den Endorphinen.

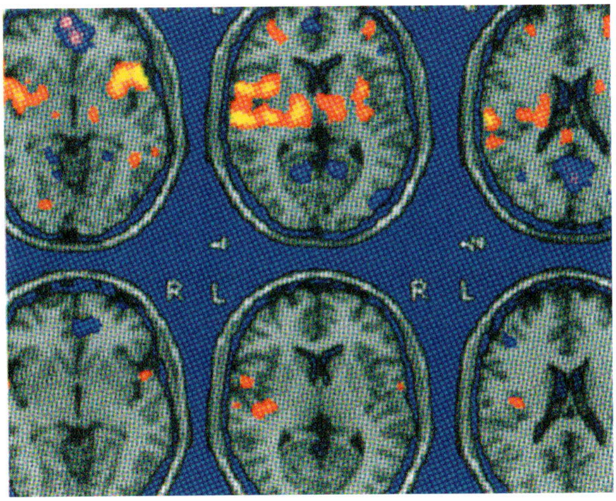

funktionelles MRT des Gehirns

oben: Gehirnaktivität nach Schmerzreiz ohne ablenkende Maßnahmen;

unten: Gehirnaktivität mit Schmerzablenkung

Schmerz lässt sich bekanntermaßen nicht messen. Das gilt nun allerdings nicht mehr so absolut; denn zu diesem Thema hat die Wissenschaft vor kurzem mit neuen bildgebenden Verfahren dramatische Erkenntnisse geliefert: Vor einigen Jahren ergaben Untersuchungen mit SPECT (single photon emission computed tomography) schon Hinweise auf unterschiedliche Aktivitäten in Schmerzzentren des Gehirns zwischen Fibromyalgie-Patientinnen und gesunden Frauen. Es war nun auch klar geworden, dass es nicht ein einziges Schmerzzentrum im Gehirn gibt, sondern dass ein ganzes Netzwerk verschiedener Gehirnareale an der Verarbeitung von Schmerzreizen und schließlich der Schmerzwahrnehmung beteiligt ist. Mit der funktionellen Kernspintomografie (fMRT) konnte gezeigt werden, dass auf Druckreize hin die Aktivität in den schmerzrelevanten Schaltstellen des Gehirns bei Patientinnen mit Fibromyalgie höher war als bei Gesunden. Diese zeigten erst dann eine vergleichbare Aktivität in den Schmerzarealen, wenn der Druckreiz wesentlich höher war.

Nach diesen Ergebnissen kann auch die Diskussion ein Ende haben, dass sich Fibromyalgie-Patientinnen ihre Schmerzempfindlichkeit einbilden. Im fMRT konnte sogar der schmerzlindernde Effekt von Hypnose oder Ablenkung nachgewiesen werden.

Körper- und Seelenlast

Sehr häufig – eigentlich fast immer – finden sich in der Biografie von Fibromyalgie-Patientinnen schwere Belastungen und Überlastungen. Hierbei sind die körperlichen und seelischen Lasten oft verwoben und fast nicht mehr zu trennen. Der Schweizer Rheumatologe Weintraub weist auf den Volksmund hin, der im vor Schmerz gesenkten Kopf auch eine Traurigkeit und die „Angst im Nacken" sieht, im schmerzenden Kreuz das „gebrochene Rückgrat". Der gebeugte Rücken kann Folge einer drückenden Last sein, durch uner-„träg"-liche Sorgen, ein Übermaß an Verantwortung oder einen ständigen „Druck", dem die Betroffenen nicht ausweichen können.

Bei Fibromyalgie-Patientinnen findet sich oft die Tendenz, es allen recht machen zu wollen.

Wenn zum Beispiel eine Frau neben dem Haushalt und der Erziehung der Kinder noch berufstätig ist und die Pflege älterer Familienmitglieder übernommen hat, dann ist in manchen Fällen eine Überlastung erreicht, der sich der Organismus nur noch durch körperliche Beschwerden erwehren kann. Der Körper setzt damit praktisch eine Grenze, die die Betroffene aufgrund ihrer auf Gutmütigkeit und Hilfsbereitschaft angelegten Persönlichkeitsstruktur nie setzen würde.

Die Persönlichkeit der Fibromyalgie-Patientinnen wird allgemein als sehr ehrgeizig, zur Perfektion neigend und korrekt beschrieben. Im Beruf gelten die meisten Betroffenen als hart arbeitend und loyal. Diese an sich positiven Eigenschaften können im Alltags- und Berufsleben jedoch zum Handicap werden, da viele Betroffene nicht fähig sind, Nein zu sagen.

Die mit diesem Wort verbundene Zurückweisung der Wünsche anderer wäre auch ein Widerspruch zu der immer wieder bei Fibromyalgie-Patientinnen gefundenen Tendenz, es allen recht machen zu wollen und kein unharmonisches oder feindliches Klima aufkommen zu lassen. Dadurch bürden sie sich mehr und mehr Aufgaben auf, bis sie schließlich physisch und psychisch total erschöpft sind und zusammenbrechen.

Fibromyalgie-Patientinnen gelten als ehrgeizig, lassen sich oft mehr Aufgaben aufbürden, als sie bewältigen können.

Die Betroffenen haben oft auch Hemmungen, ihre Gefühle

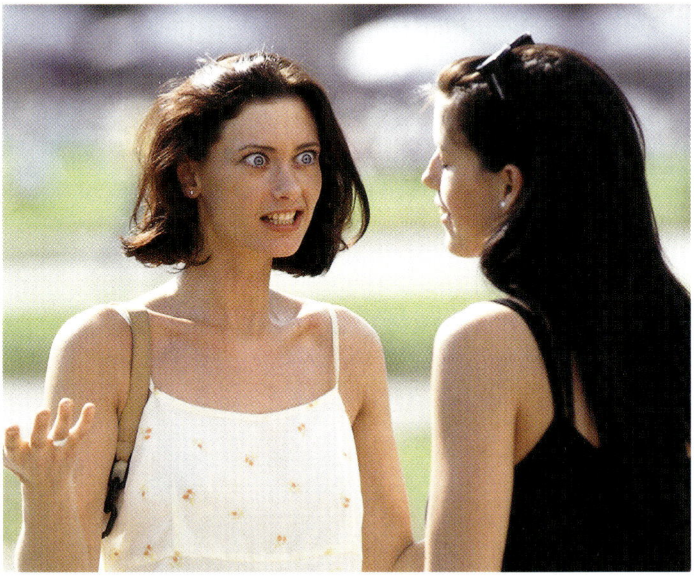

zu zeigen, insbesondere Wut und Zorn. Wie diese „Aggressionshemmung" zu einem gesteigerten Muskeltonus beitragen kann, haben wir am Beispiel des Kieferbefalls gezeigt.

Körper und Seele bilden eine Einheit durch die Verknüpfung in unendlich vielen Beziehungen. Dies gilt für jeden Lebensbereich beim gesunden genauso wie beim kranken Menschen. Wenn die Seele vom Körper getrennt wird, ist der Mensch tot.

Möglicherweise nehmen die Betroffenen ihre Gefühle auch in geringerem Maße wahr. Viele Patientinnen berichten, sie könnten sich sehr schlecht in ihren eigenen Körper einfühlen und würden nicht spüren, wenn sie sich zu viel zumuten. Wenn der Körper wegen der Überlastung nicht mehr in der gewohnten Weise „funktioniert", sind sie von ihm (wie von einem unzuverlässigen Fahrzeug) enttäuscht.

WISSEN

Gibt es frauenspezifische Krankheitsfaktoren?

Frauen im mittleren Lebensalter sind mehr als achtmal so häufig wie Männer von der Fibromyalgie betroffen. In diesem Lebensabschnitt treten wichtige hormonelle Veränderungen auf, die häufig von Beschwerden der Harnwege und Genitalorgane begleitet werden. Es kommt zu den charakteristischen Beschwerden der Menopause, teilweise besteht auch Stressinkontinenz. Ob die hormonellen Veränderungen für den hohen Frauenanteil in dieser Altersgruppe verantwortlich sind, ist aber äußerst fraglich, da die medikamentöse Zufuhr weiblicher Hormone nur in den wenigsten Fällen zu einer Besserung der Symptome führt.

Gleichzeitig kommen in dieser Lebensphase zusätzliche seelische Belastungen und Umstellungen für die Frauen hinzu. Sie werden nicht nur mit den Vorboten des Alters konfrontiert, sondern sie erleben den Tod ihrer Eltern und verlieren mit der Ablösung der Kinder auch ihre Aufgabe als Mutter.

Keine psychische Erkrankung

Andererseits soll hier noch einmal betont werden, dass es sich trotz des Einflusses psychischer Faktoren auf die Auslösung der Symptome bei der Fibromyalgie nicht um eine psychische Erkrankung handelt. Dies wird heute von allen mit dieser Erkrankung erfahrenen Ärzten und Therapeuten so gesehen und wurde auch in der „Kopenhagener Deklaration“, dem Konsensdokument des Internationalen Fibromyalgiekongresses „Myopain“ 1992, festgeschrieben. Auch wenn – wie bei vielen anderen Erkrankungen – depressive Verstimmungen im Verlauf der Krankheit häufig auftreten, ist in vielen Untersuchungen nachgewiesen, dass die Fibromyalgie zu keiner Untergruppe der depressiven Störungen gehört.

Therapie

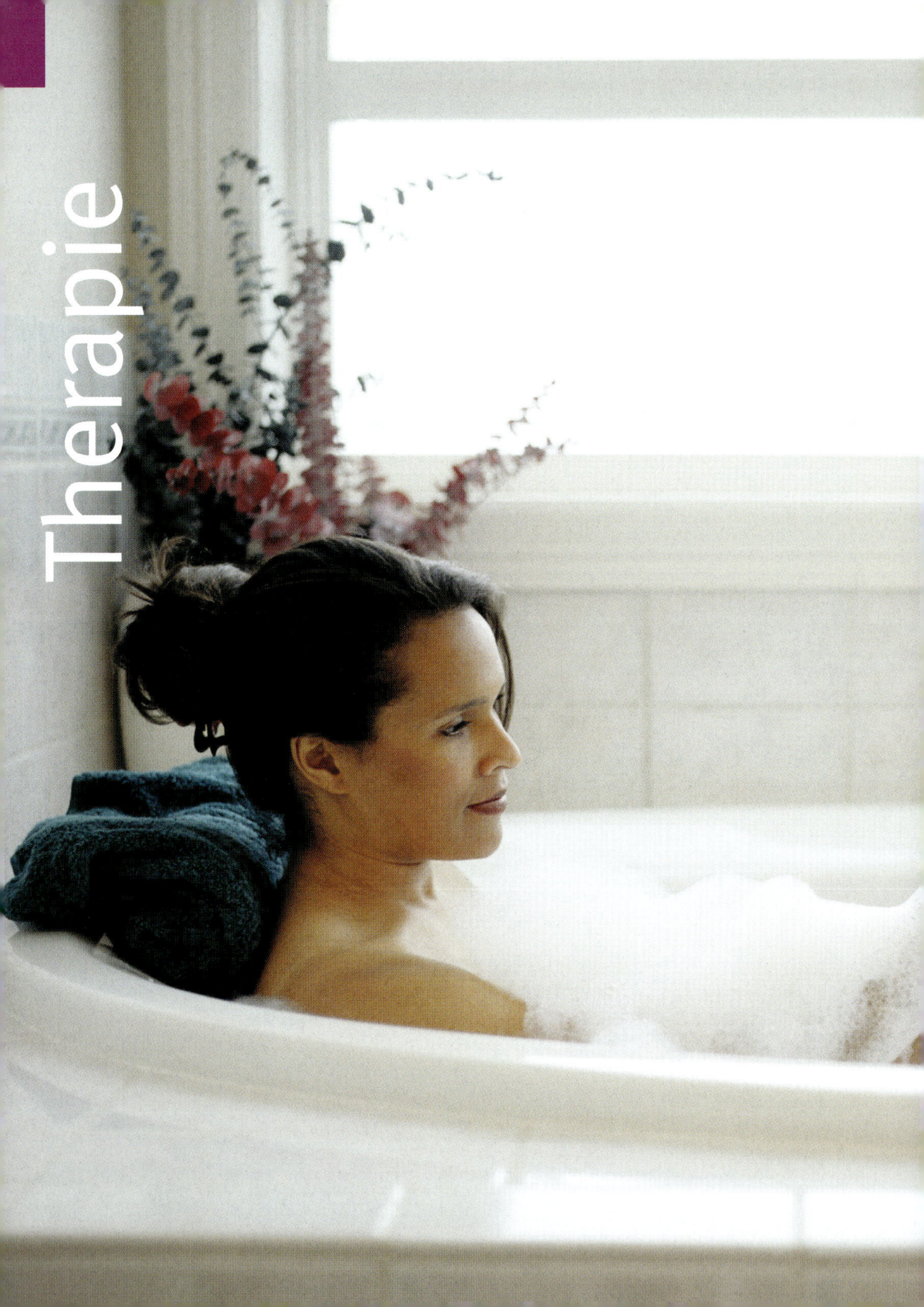

Möglichkeiten der Therapie

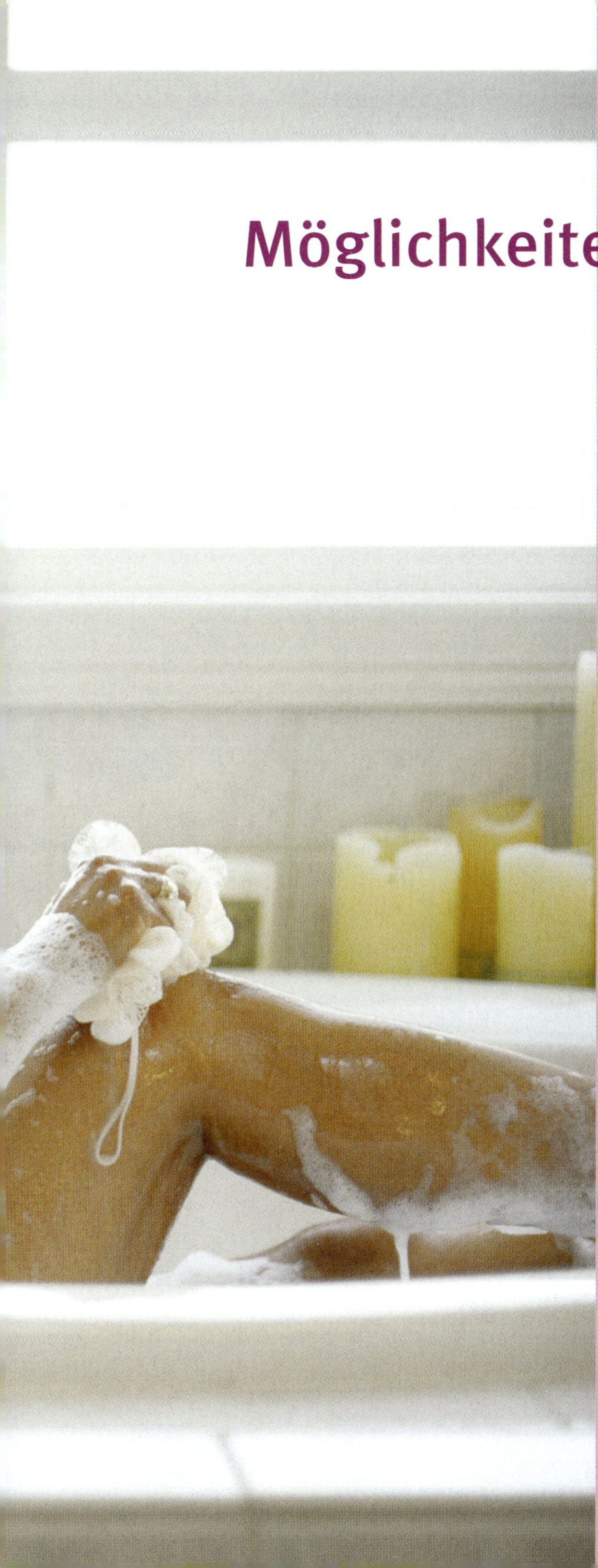

Was können Sie tun?

Symptome lindern und die eigenen Kraftreserven mobilisieren.

Wie im letzten Kapitel gezeigt wurde, sind die Ursachen der Fibromyalgie allenfalls teilweise bekannt, sodass die Erkrankung nicht ursächlich behandelt werden kann. Mögliche Therapien werden also an den einzelnen Symptomen angreifen müssen und diese zu lindern versuchen. Und die Behandlung wird auch darin liegen, die Ressourcen der Betroffenen – alles, was an Eigenkräften vorhanden ist – zu mobilisieren und zu reaktivieren.

INFO

Mut und Selbstvertrauen wiedergewinnen

Dem Betroffenen obliegt daher in der Auseinandersetzung mit der Erkrankung die Hauptarbeit. Erinnern Sie sich an die Abenteuer des Barons von Münchhausen?

„Ein anderes Mal wollte ich über einen Morast setzen, der mir anfänglich nicht so breit vorkam, als ich ihn fand, da ich mitten im Sprunge war. Schwebend in der Luft wendete ich daher wieder um, wo ich hergekommen war, um einen größeren Anlauf zu nehmen. Gleichwohl sprang ich auch beim zweiten Mal noch zu kurz, und fiel nicht weit vom anderen Ufer bis an den Hals in den Morast. Hier hätte ich unfehlbar umkommen müssen, wenn nicht die Stärke meines eigenen Armes mich an meinem eigenen Haarzopfe, samt dem Pferde, welches ich fest zwischen meine Knie schloss, wieder herausgezogen hätte."

Sie sollen natürlich nicht auf Kanonenkugeln in feindliche Lager fliegen und Luftakrobatik machen, aber den Mut und das Selbstvertrauen erwerben, Ihren Lebensplan selbst zu gestalten, Ihre Gesundheit und Krankheit selbst zu beeinflussen. Dieses Buch kann Ihnen dazu erstes Rüstzeug und Anregungen an die Hand geben.

Entscheidend wird für Sie sein, was Sie selbst tun.

Therapie ist nicht Heilung

Verkürzt heißt das: Nicht mit einer Wunderpille, sondern mit einer Vielzahl kleiner Schritte geht es in Richtung Krankheitsverbesserung. Leider sind wir noch weit davon entfernt, die Krankheit heilen oder eine völlige Schmerzfreiheit erreichen zu können. Das realistische Behandlungsziel heißt, mit der Krankheit, mit den Schmerzen und Beschwerden besser zurechtzukommen.

Die Betroffenen müssen ihre Veranlagung zur Ausbildung eines Fibromyalgie-Syndroms akzeptieren.

Die Betroffenen müssen akzeptieren, dass sie – aus welchen Gründen auch immer – die Veranlagung haben, auf bestimmte Belastungssituationen mit den Symptomen der Fibromyalgie zu reagieren; so wie der Körper anderer Menschen auf Belastungen mit unerträglichen Kopfschmerzen oder Ekzemen antwortet.

Im nächsten Schritt muss es dann darum gehen, sich diese Belastungssituation neu bewusst zu machen und nach Möglichkeit zu entschärfen, die krankheitsverschlimmernden Faktoren abzubauen und die Faktoren auszuweiten, die zu einer Linderung der Beschwerden beitragen.

Grundlagen der Behandlung

Es ist sowohl für Sie als Patientin als auch für den Arzt äußerst wichtig, bestimmte Behandlungsgrundlagen zu beachten, da sonst alle anderen nützlichen Maßnahmen mit hoher Wahrscheinlichkeit zum Scheitern verurteilt sind.

Eine klare Diagnose und ausführliche Informationen über die Erkrankung sind von entscheidender Wichtigkeit für die Patientinnen.

Damit nicht nur die Symptome, sondern – soweit möglich – die zugrunde liegende Erkrankung behandelt wird, ist auch bei der Fibromyalgie eine präzise und eindeutige Diagnose von großer Wichtigkeit. Die sichere Diagnosestellung bedeutet zudem Klarheit für die Betroffenen: Die Zeit der Ungewissheit, um welche Erkrankung es sich handelt, ist endgültig vorbei.

Für die Patientinnen ist die klare Diagnose auch die Bestätigung, dass eine Krankheit besteht und sie sich die vielfältigen Beschwerden nicht einbilden.

Der nächste Schritt ist die ausführliche Information über die Erkrankung. Sie müssen wissen, dass die Krankheit nicht bösartiger Natur ist. Auch auf lange Sicht bleiben die Gelenke beweglich, die Mobilität bleibt erhalten.

PRAXISTIPP

Beispiel für eine „Liste von Faktoren, die meine Beschwerden beeinflussen"

Verstärkung der Symptome	Linderung der Symptome
kalter Wind	ein warmes Bad
wenn ich an meine Kindergartenzeit denke	Gespräche mit Freunden
usw.	usw.

Anschließend ist es wichtig, dass Sie sich als Betroffene im Mechanismus der Krankheitsentstehung selbst wiedererkennen, sich an Lebensereignisse erinnern, die zur Fibromyalgie geführt haben könnten. Sodann sollten Sie sich in Ruhe alle Ihnen in den Sinn kommenden Faktoren auflisten, die in der Vergangenheit eine schmerzverstärkende Wirkung hatten, ebenso alle Faktoren, die jemals eine Linderung oder Besserung der Krankheitssymptome zur Folge hatten.

Veränderungen am Arbeitsplatz und zu Hause

Mittel- und langfristiges Ziel muss es nun sein, die negativen und krank machenden Faktoren abzubauen und die gesundheitsfördernden auszubauen und zu erweitern.

Die Möglichkeiten sind vielfältig. Zu ihnen gehören zum Beispiel Maßnahmen wie eine Schuherhöhung bei schiefem Becken oder eine Zahnschiene gegen nächtliches Zähneknirschen.

Ganz wichtig ist es auch, notwendige Anpassungen oder Veränderungen zu Hause oder am Arbeitsplatz vorzunehmen. Hier wie dort ist zu beachten, dass monotone und sich ständig wiederholende Arbeitsgänge nach Möglichkeit verändert werden. Günstig ist es auch, diese oft unvermeidlichen Tätigkeiten über den Arbeitstag oder bei Hausarbeit über die Woche zu verteilen. Solche sehr einseitigen Tätigkeiten verstärken den Muskeltonus und damit auch den Zug auf die Sehnen. Durch wechselnde Tätigkeiten wird auch die entgegengesetzt wirkende Muskulatur beansprucht und dadurch der bisher beanspruchte Muskel wieder entlastet.

Monotone Bewegungen und verkrampfte Körperhaltungen sollten so weit wie möglich vermieden werden.

Andere Möglichkeiten sind, die Höhe des Arbeitstisches zu ändern, um rückenschonender stehen oder sitzen zu können. Ähnliches gilt für den Computer-Arbeitsplatz. Zusätzliche Hil-

> **INFO**
>
> ### Mitverantwortung der Betroffenen – Hilfe durch Ihren Arzt
>
> - Patientenmotivation: „Möchten Sie Veränderungen erreichen?“
> - Stabile Arzt-Patientin-Beziehung: „Ich werde Sie bei diesen Veränderungen unterstützen.“
> - Selbstverantwortung: „Sie haben mehr Einfluss auf Ihr Problem als ich als Arzt“.
> - Information: „Ich kann Ihnen Informationen geben, damit Sie kleine Veränderungen erreichen.“
> - Selbstfürsorge: „Sie müssen täglich kleine Veränderungen versuchen, um Ihre Befindlichkeit zu verbessern.“
> - Langfristige Veränderungen: „Eine deutliche Veränderung wird erst in mehreren Monaten eintreten.“

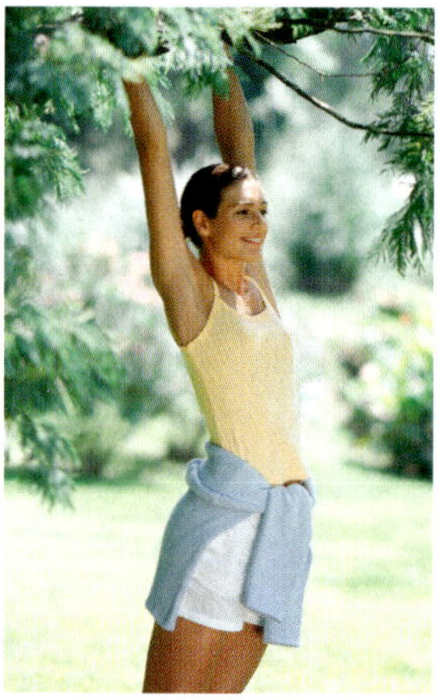

Bei längeren Autofahrten sind Pausen mit Lockerungsübungen ein Muss.

fen wie Handgelenksstütze an der Tastatur, ergonomische Tastatur und Manuskripthalter verursachen keinen großen Aufwand.

Die gleichen Überlegungen zur Vermeidung monotoner Bewegungen und verkrampfter Haltung in ungünstiger Position gelten auch für den Freizeitbereich, vom Gärtnern und Heimwerken über Handarbeiten bis zum Sport. Beim Autofahren hat der Fahrer nur wenig Möglichkeiten, während der Fahrt seine Haltung wesentlich zu ändern, sodass Pausen mit Lockerungsübungen und „Vertreten der Beine“ häufig eingelegt werden sollten.

Wenn die Betroffenen einen Teil dieser Überlegungen zusammen mit ihren Ärzten und Therapeuten anstellen können, kommen sicher noch neue hilfreiche Ideen hinzu. Sie müssen sich bei Fragen an Ihren Arzt wenden können und sich im Verlauf der Erkrankung dessen Unterstützung und wohlwollender Begleitung sicher sein. Dies wirkt sich wiederum unterstützend auf die Selbstfürsorge und Selbstverantwortung aus.

Hilfe zur Entspannung

Als Fibromyalgie-Patientin sollten sie unbedingt eine Entspannungsmethode für Ihren eigenen „Erste-Hilfe-Kasten" erlernen. Eine der wirksamsten Methoden ist das Autogene Training. Auto-gen heißt wörtlich „aus sich selbst heraus". Mit dieser Methode kann jeder Mensch erlernen, sich besser zu entspannen. Das Autogene Training fordert nur, wie der Name sagt, einige Übung, eben Training.

Von der Fibromyalgie Betroffene üben mit den Entspannungstechniken zusätzlich noch etwas sehr Wichtiges, nämlich die Hinwendung zum und das Einfühlen in den eigenen Körper. Beim Autogenen Training versetzt man sich in seiner Vorstellung in das Organ, das beeinflusst werden soll. Die Autosug-

PRAXISTIPP

Die Wärmeübung und die Schwereübung aus dem Autogenen Training

- Vor Beginn des Autogenen Trainings legen oder setzen Sie sich ganz bequem und entspannt hin. Die Augen sind geschlossen, der Mundboden ist ganz locker. Zur Einstimmung sagen Sie mehrere Male zu sich selbst:
- *„Ich bin ganz ruhig, gelöst und entspannt."*
- Versuchen Sie sich von störenden Gedanken ganz allmählich zu entfernen.
- Anschließend – damit beginnt die Schwereübung – sagen Sie sich in Gedanken:
- *„Der rechte Arm ist ganz schwer, ganz angenehm schwer."*
- Bei dieser Formel, die Sie in Gedanken wiederholen, können Sie sich intensiv vorstellen, dass der Arm schwer und gelöst neben Ihnen liegt. Stellt sich nach einiger Zeit dieses Körpergefühl tatsächlich ein, wiederholen Sie die gleiche Übung mit dem linken Arm und anschließend mit den Beinen, dem Nacken und dem übrigen Körper. Das Auftreten von Schwere zeigt an, dass sich die Muskulatur entspannt hat.
- Bei dieser Autosuggestion kann man auch von einer Selbsthypnose sprechen.
- Die zweite Übung, die Wärmeübung, wird eingeleitet durch die Formel:
- *„Der rechte Arm ist ganz warm."*
- Das Gefühl der Wärme entspringt der Erwärmung der Blutgefäßwände. Wir aktivieren hier das vegetative Nervensystem, das mit seinem weit verzweigten Nervengeflecht als Mittler von Impulsen zwischen Seele und Körper fungiert.
- Es können später auch eigene Vorgaben hinzugefügt werden. Wichtig ist, dass diese Vorgaben kurz und auf Sie selber zugeschnitten sind.

gestion (Selbstbeeinflussung) muss ohne Willensanstrengung erfolgen. Das ist so ähnlich wie beim Schlaf, der schon gar nicht eintritt, wenn man unbedingt einschlafen möchte.

Die Progressive Muskelentspannung und die „Reise durch den Körper" können auch Patientinnen helfen, die mit dem Autogenen Training nicht zurechtkommen.

Das Autogene Training kann am besten von einem Arzt, einem Psychologen oder einem entsprechend weitergebildeten Krankengymnasten erlernt werden. Viele Volkshochschulen, Gesundheitszentren und auch manche Krankenkassen bieten diese Kurse an.

Die Progressive Muskelentspannung nach Jacobson wirkt auch bei manchen Patientinnen, die mit dem Autogenen Training nicht gut zurechtkommen. Es lohnt sich immer, noch ein anderes Verfahren zu probieren, wenn man mit einer Entspannungsmethode keinen Erfolg hatte. Durch längere isometrische Muskelanspannung, die sich mit Phasen der Entspannung abwechselt, wird bei der Progressiven Muskelentspannung die Konzentration nach innen gefördert.

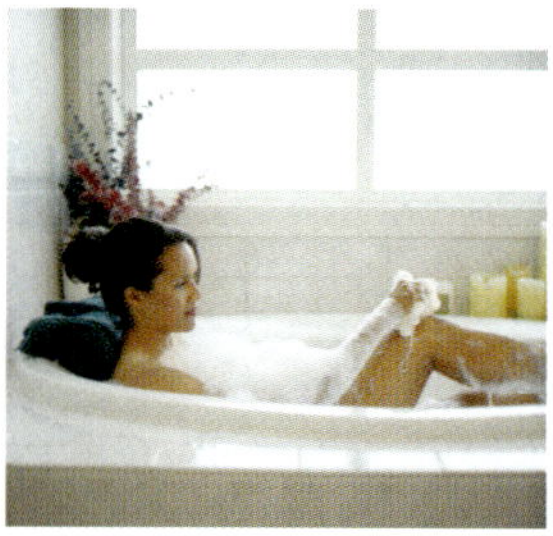

Ein weiteres, imaginatives (bildhaftes) Entspannungsverfahren ist die „Reise durch den Körper". Hier werden die Patientinnen angeleitet, in Gedanken durch den Körper zu wandern und sich dabei schrittweise in Muskelgruppen einzufühlen. Die Reise beginnt in der Regel am Scheitel und führt über Hinterkopf und Nacken in die Arme. Der weitere Weg führt über den Rücken in die Beine und kehrt über Bauch- und Brustorgane zum Kopf zurück. Ein Vorteil ist, dass der Übungsablauf leicht zu behalten ist.

In der Imagination (Vorstellung) können Sie auch in Bildern und Gedanken eine Wanderung von der frisch sprudelnden Quelle, entlang an Bach und Fluss bis hinab zum Meer machen. Oder Sie besteigen einen Berg und nehmen die verschiedenen Vegetationszonen wahr, spüren die zunehmende Klarheit der Luft, die angenehme, erfrischende Kühle am Kopf und genießen schließlich den Ausblick vom Gipfel.

Kampf dem Stress

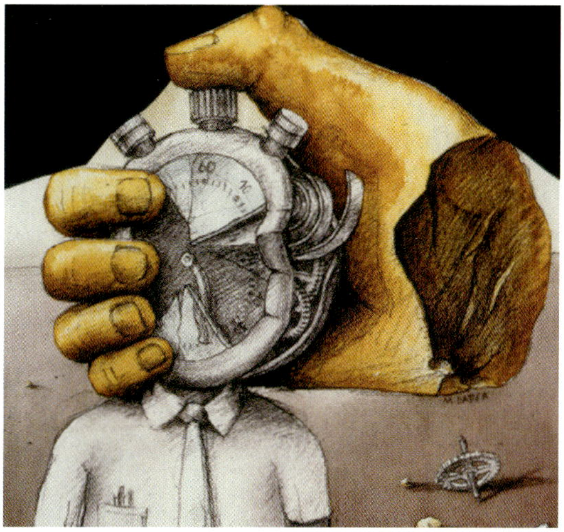

Nicht jeder Stress schadet der Gesundheit – den negativen Stress, den „Disstress“, gilt es allerdings bestmöglich zu bekämpfen.

Wer kennt nicht Stress in den verschiedensten Lebenslagen? Manche kommen ganz gut damit klar, andere leiden erheblich. So sollten wir besser fragen, welcher Stress nützlich, vielleicht sogar lebensnotwendig ist und welcher Stress krankmachend – in letzter Konsequenz sogar lebensbedrohend – ist.

Die Amerikaner haben zur besseren Differenzierung das Begriffspaar „Eustress“-„Disstress“ gebildet. Sie verstehen unter dem „Eustress“ den Leistungsantrieb, der uns beflügelt, der weitere geistige und körperliche Reserven erschließt, zum Beispiel bei einem Tennisturnier. Der „Disstress“ dagegen hetzt und bedrückt uns, verdrängt gesundes Erholungsbedürfnis, hat in quälendem Lärm und in nicht einhaltbaren Terminen seinen Anteil.

Ihn sollten wir unbedingt zu vermeiden und zu bekämpfen versuchen; denn er ist krankheitsfördernd, nicht nur im Hinblick auf die Fibromyalgie.

INFO

Maßnahmen zur Stressbekämpfung

- Bewusstwerden von Lebensführung und Lebensziel,
- Suche nach Harmonie zwischen Leistung und Gesundheit,
- Feststellen des persönlichen Verhältnisses zu Religion, Kultur und Natur,
- Suche nach Entspannung einerseits durch Ruhe, andererseits durch Kommunikation,
- Entwicklung persönlicher Lebensfreuden,
- Stärkung von Selbstbewusstsein und Zutrauen zum eigenen Körper durch sportliche Betätigung.

Wie entsteht Gesundheit?

Wir sind alle gewohnt zu fragen, woher eine Krankheit kommen könnte, was sie auslöst und wie sie entsteht. Haben wir schon mal anders herum gefragt, wie Gesundheit entsteht, was den Menschen gesund erhält, warum der eine Mensch erkrankt und der andere nicht?

Grundvertrauen und Identitätsgefühl gehören zu den Faktoren, die uns widerstandsfähiger gegen Krankheiten machen.

Der Frage, wie Gesundheit entsteht und wie sie erhalten werden kann, hat sich der Gesundheitsforscher Aaron Antonovsky intensiv gewidmet und Interessantes dabei herausgefunden. Antonovsky geht davon aus, dass Menschen, die in der frühen Kindheit ein Grundvertrauen und ein Identitätsgefühl erworben haben, ihr ganzes Leben gegen Krankheiten widerstandsfähiger sind. Es ist die Sicherheit, die schon den kleinen Helden in Geschichten und Märchen, von Pippi Langstrumpf über Momo bis zu Pu dem Bären, die Kraft gibt, Abenteuer erfolgreich zu bestehen.

Dieses Selbstvertrauen im wahrsten Sinne des Wortes wird von Antonovsky Kohärenzgefühl genannt. Hierunter versteht er schöpferische Kräfte, Freundschaft, Liebe, Fantasie, Motivation, die uns vor krankmachendem Stress schützen und zu kraftvoller, befriedigender Leistung befähigen. Das Kohärenzgefühl wiederum basiert darauf,

- dass wir die Welt um uns verstehen und in gewissem Maß auch beeinflussen können,
- dass wir nicht hilflos sind, sondern auf innere und äußere Hilfsquellen und unterstützende Menschen zurückgreifen können, und schließlich darauf,
- dass wir ein sinnvolles Leben führen.

Vielleicht ist es hilfreich, sich darauf zu besinnen, wie es bei uns mit diesen Voraussetzungen bestellt ist, und darauf, was wir eventuell ändern oder noch ausbauen können, im Interesse unserer Gesundheit.

Bewegung tut not

Die meisten Fibromyalgie-Betroffenen geben an, dass sich ihre Beschwerden bei Bewegung im Gegensatz zu längerem Stehen, Sitzen und Liegen bessern. Auf der anderen Seite fühlen sie sich bei der Krankengymnastik häufig überfordert und berichten, dass die Schmerzen danach für einige Zeit zunehmen, teilweise sogar so stark werden, dass sie das Krankengymnastikprogramm abbrechen müssen.

Dass die Leistungsfähigkeit und die muskuläre Belastbarkeit bei Fibromyalgie vermindert sind, wurde in mehreren Studien nachgewiesen. Ob dieser Zustand durch die Krankheit selbst oder durch fehlende Übung und fehlendes Training verursacht ist, lässt sich bis heute nicht eindeutig sagen.

Eine weitere Untersuchung verglich den Zuwachs an Kraft und Leistung von Fibromyalgie-Patientinnen mit den entsprechenden Werten einer gesunden Kontrollgruppe und stellte fest, dass der Kraft- und noch mehr der Leistungszuwachs bei den Erkrankten deutlich geringer war als bei den Gesunden. Auf Dauer – so zeigen die Untersuchungen – hatten jedoch trainierte Patientinnen eindeutig geringere Beschwerden als untrainierte.

Das Hauptproblem zu Beginn einer Krankengymnastik oder Bewegungstherapie sind Schmerzen, die von der untrainierten und verspannten Muskulatur ausgehen. Um dieses Therapiehindernis

PRAXISTIPP

Tipps für den Beginn eines Bewegungstrainings

Wenn Sie mit Bewegungstraining neu beginnen wollen, befolgen sie bitte folgende Ratschläge:

- Beachten Sie Ihre persönliche Leistungsfähigkeit (zusätzliche Erkrankungen, Alter, Training).
- Halten Sie die Reihenfolge der Trainingsbausteine ein (Aufwärmphase, Belastungsphase, Entspannungs- und Abkühlphase).
- Gestalten Sie Trainingsphasen lieber kürzer und üben Sie dafür häufiger.
- Lassen Sie die Belastung langsam, aber zunehmend ansteigen (eventuell mit Plan).
- Halten Sie ab und zu inne, versuchen Sie Ihren Körper zu spüren (dies ist meist mit positiven Gefühlen verbunden).
- Suchen Sie Spaß und Freude in der Bewegung (es soll kein langweiliger Drill sein).
- Hören Sie bei der Gymnastik flotte Musik, singen und tanzen Sie.

zu umgehen, muss jede Form von Gymnastik sehr langsam, sehr vorsichtig und sehr individuell angegangen werden.

Für Fibromyalgie-Patientinnen kann die so genannte Rückenschule sinnvoll sein, ein intensives Programm.

Außerdem soll die Therapie gezielt an der Symptomatik ansetzen: Eine verkürzte Muskulatur muss durch Dehnungsübungen (Stretching) verlängert, unterentwickelte Muskulatur muss gekräftigt werden und bei Bewegungseinschränkungen ist eine Mobilisierung erforderlich.

Bewegung und Bewegungstherapie sind zudem wichtig zur Kreislaufanregung und zur Steigerung der Kondition. Je nach Krankheitsverlauf können auch Übungen zur Atemregulation sowie spezielle Übungen zur Haltungskorrektur und Muskelkräftigung hilfreich sein.

Fehlhaltungen sind vermeidbar

Der Bewegungsapparat oder auch allein die Wirbelsäule wird oft mit einem Schiffsmast verglichen. Den Mastbaum stellt das Skelett dar, die Seile entsprechen den Bändern und Sehnen, die Schiffsleute, die die Seile spannen, sind mit der Muskulatur gleichzusetzen. Sind die Seile am Mast zu kurz oder die Kräfte der an den Seilen Ziehenden zu gering, verändert der Mast seine Lage oder fällt sogar um. Am Bewegungsapparat bezeichnet man dieses Ungleichgewicht als Dysbalance. Sie kann eintreten, wenn zum Beispiel Muskelverkürzungen vorliegen, ein Muskel sehr schwach oder durch Verspannungen in seiner Beweglichkeit gehemmt ist.

Eine verkürzte Muskulatur wird durch Dehnungsübungen verlängert.

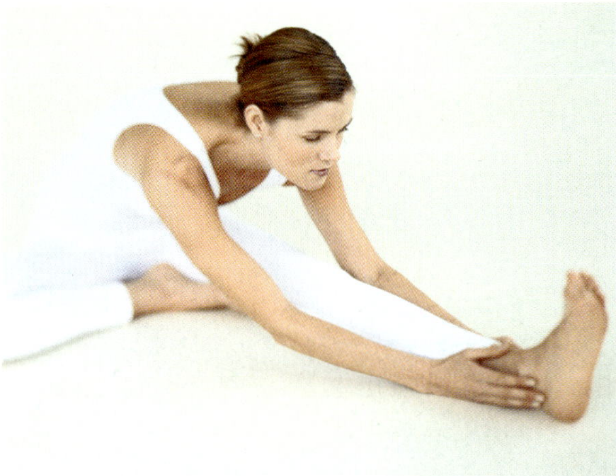

Werden bei der Fibromyalgie durch Fehlhaltung bedingte Rückenbeschwerden festgestellt, ist das Erlernen der Rückenschul-

Prinzipien sinnvoll. Die so genannte Rückenschule ist – wenn sie orthopädischen und rheumatologischen Qualitätsnormen entspricht – ein intensives Programm. Der Patientin werden vom Arzt, Krankengymnasten und Psychologen der Aufbau und die Ursache der verschiedenen Beschwerden erklärt, ebenso die rückenschonende Haltung und Bewegung bei Alltagsanforderungen (zum Beispiel, wie man einen schweren Gegenstand aufhebt und trägt). Zu dem Programm gehören auch rückenspezifische Gymnastikübungen sowie der Umgang mit Rückenschmerzen.

Wassergymnastik gibt Auftrieb

Hervorragend ist das Üben im temperierten Wasser, weil es einerseits die Beine und die Wirbelsäule entlastet, andererseits aufgrund des hohen Wasserwiderstands gute Muskeltrainingseffekte erzielen lässt. Dies ist auch der Grund dafür, dass sogar Marathonläufer immer mehr einen Teil ihres Übungsprogramms im Wasser absolvieren. Die Trainingsform Aquajogging wird Woche für Woche von vielen Rheumakranken angewendet. Man unterscheidet hierbei das Joggen im brust- bzw. hüfttiefen Wasser vom Joggen im tiefen Wasser, bei dem man keinen Bodenkontakt mehr hat und einen Auftriebsgürtel benutzt. Bei der zweiten Variante werden zusätzlich die Bauchmuskeln gekräftigt, und das Gleichgewicht wird trainiert. Es gibt zahlreiche Varianten mit unterschiedlichen Hilfsmitteln in Form von Bällen, „Schwimmnudeln", Tellern und Brettern, die es auch dem Anfänger leicht machen, Spaß zu haben und gleichzeitig etwas für die Gesundheit zu tun.

Heilbäder lindern Schmerzen

Heilbäder üben durch die Überwärmung, aber auch durch ihre Inhaltsstoffe eine schmerzlindernde Wirkung auf die Muskulatur aus.

Neben der Gymnastik im Wasser im weitesten Sinn gibt es natürlich noch spezielle Heilbäder, die der Balneologie, der Bäderheilkunde, zugeordnet werden. Dazu gehören die Thermalbäder, die schon warm aus der Erde kommen, und die Mineralbäder mit solehaltigem Wasser oder besonderem

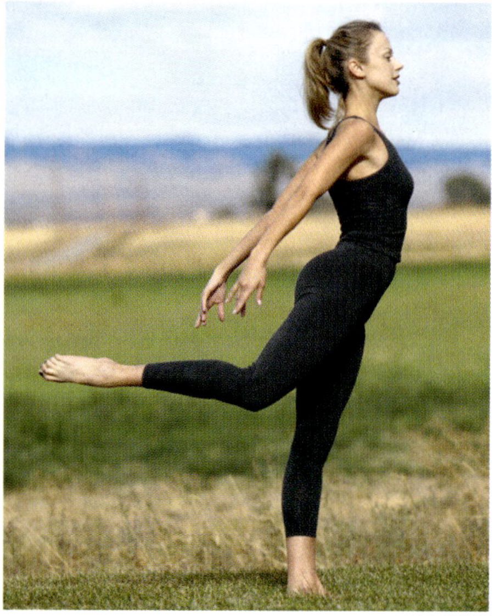

Fibromyalgie-Patientinnen müssen oft ihre Balance wiedergewinnen.

Schwefel-, Jod-, Eisen-, Fluorid-, Kohlendioxid- oder Radongehalt. Die Wirkung entsteht sicher zum einen durch die Überwärmung, zum anderen aber auch durch die Wirkung der Inhaltsstoffe, zum Beispiel Schwefelwasserstoff, der die Gefäße erweitert und dadurch die Muskeln entspannt. Schwefelbäder können aber auch direkt Schmerzen lindern, wie in Bad Nenndorf vor zwei Jahren erstmals in einer wissenschaftlichen Studie nachgewiesen werden konnte.

Ein leichtes Bewegungs- und Konditionstraining kann mit einem halbstündigen Spaziergang pro Tag und ein- bis zweimal wöchentlichem Schwimmen in warmem Wasser beginnen. Weiterhin lassen sich Dehnungsübungen, insbesondere für den Nacken, die Schultern und die Lendenwirbelsäulenregion, in den Tagesablauf einbauen. Auch diese Übungen müssen langsam und mit weichen Bewegungsabläufen begonnen werden.

Jeder Sport schult und stärkt unsere Fähigkeit, das Gleichgewicht zu halten.

Ein weiterer günstiger Effekt der Bewegungstherapie ist das Erlernen und Verbessern der Körperwahrnehmung. Bei Dehnübungen kann ein gleichmäßiges Ziehen, später auch nachströmende Wärme zu spüren sein.

Koordination und Gleichgewicht

Patientinnen mit Fibromyalgie haben oft eine gestörte Balance, ein gestörtes Gleichgewicht, Koordinierungsschwierigkeiten im vordergründigen, aber auch im übertragenen Sinn. Das Gleichgewicht ist wichtig, damit Sie sich aufrecht halten, damit Sie gehen können. Nur wenn am Bewegungsapparat die zahlreichen Muskeln und ihre Gegenspieler im Gleichgewicht sind, können auch Überlastung und Verspannung vermieden werden.

Wenn Sie das Gleichgewicht verlieren, kommen Sie in Gefahr zu stürzen. Wer das Gleichgewicht nicht halten kann, für den gerät der gesamte Alltag in Schieflage. Wer nicht auf einem Bein stehen kann, für den beginnt das Problem schon vor dem Laufen. Sie haben dann schon Mühe, sich die Füße abzutrocknen, in die Hose und in die Strümpfe zu kommen.

PRAXISTIPP

Sinnvolle Bewegungs- und Sportmöglichkeiten bei Fibromyalgie

- Bewegungstherapie mit Dehnübungen,
- Funktionstraining,
- Rückenschule,
- Medizinische Trainingstherapie (MTT),
- Wassergymnastik, Aquajogging,
- Schwimmen,
- Spazierengehen, Wandern,
- Walking, Nordic Walking, (eventuell) Joggen,
- Fahrradfahren (Lenker sollte sehr variable Griffhaltung zulassen),
- Tanzen,
- Qigong, Shiatsu.

Sie können das Gleichgewicht und die Koordination auf einfache Weise selber trainieren, indem Sie laufen und sich bewegen. Jeder Sport schult und stärkt unsere Balance. Aber bitte kein Gleichgewichtstraining beim Putzen auf Leitern oder Fensterbänken!

Das Training der Muskelkraft ist wichtig für das Gleichgewicht.

Muskelkraft ist eine der Grundvoraussetzungen, um das Gleichgewicht halten zu können. Bei großen Gleichgewichtsproblemen können Sie erst mal mit einem Sitzball üben. Versuchen Sie auch, auf einer gedachten Linie wie ein Seiltänzer Fuß vor Fuß zu gehen. Üben Sie, auf einem Bein zu stehen – wenn Sie unsicher sind, stellen Sie sich ans Bett oder halten Sie sich anfangs am Geländer, an einem Schrank oder Ähnlichem fest.

Es gibt auch ganz flache halbkugelige Scheiben und Balancebretter, die wie kleine Wippen aufgebaut sind, auf denen man wunderbar Gleichgewichtsübungen machen kann. Hierbei werden auch die Muskeln sehr gut trainiert. Besprechen Sie dies aber bei Unsicherheit lieber zuerst mit Ihrer Krankengymnastin und lassen Sie sich dort auch weitere Übungen zeigen. Auch Ballspiele mit leichten Übungsbällen sind hilfreich.

Auch auf die psychische Gesundheit wirkt sich Bewegung positiv aus.

Fitness für die Seele

Bewegung hat jedoch nicht nur auf die körperliche Gesundheit, sondern auch auf die Seele positiven Einfluss. Eine Radfahrt oder eine Wanderung bringen neue Gedanken. Sportliche Betätigung schafft Selbstvertrauen. Dies gilt auch für medizinische Trainingstherapie an Geräten. Voraussetzung ist eine gute Einweisung durch einen Therapeuten und die Möglichkeit zu einer sehr feinen Gewichtseinstellung, die bei Geräten in einem reinen Fitness-Studio nicht immer gegeben ist. Auch hier gilt, dass sehr vorsichtig begonnen werden muss und die Anzahl der Geräte, die Durchgänge und die Gewichtseinstellung nur sehr langsam gesteigert werden dürfen.

Kalt oder warm?

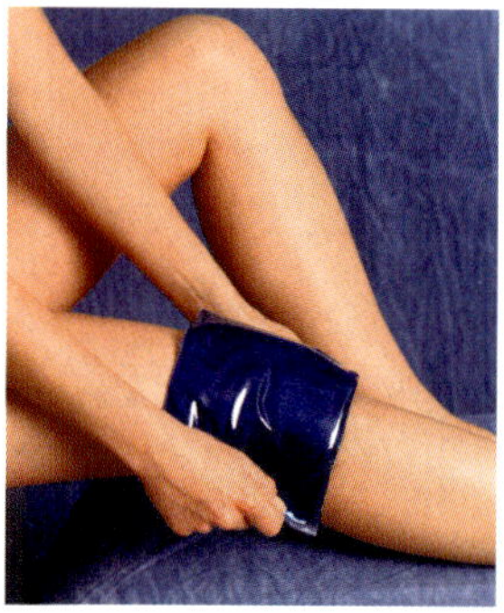

So genannte Coldpacks sind recht gut zur kurzfristigen örtlichen Schmerzlinderung einsetzbar.

Manche Betroffene wird schon bei der Frage schaudern. Und bis vor zehn Jahren ist die Medizin auch davon ausgegangen, dass chronische weichteilrheumatische Erkrankungen nur mit Wärmemaßnahmen behandelt werden dürfen. Aber neue Untersuchungen zeigen, dass intensive Kältetherapie, wie sie in Kältekammern durchgeführt wird, bei einem Teil der Betroffenen eine zeitlich begrenzte Schmerzlinderung und eine Besserung der Schlafqualität und des Allgemeinbefindens bewirkt. Dieser positive Effekt war auch noch einen Monat nach der vierwöchigen Anwendung festzustellen.

Kältetherapie

Die Anwendung von Kälte bei rheumatischen Leiden wurde schon in der Antike von dem griechischen Arzt Hippokrates empfohlen. Sein Therapieansatz verschwand dann jedoch bald für fast 2000 Jahre in der Versenkung. Nach der erfolgreichen Anwendung in Japan kamen die ersten Kältekammern vor 20 Jahren nach Deutschland, konnten sich aber wegen der hohen Betriebskosten nicht durchsetzen. Erst neue Techniken, bei denen die Kammern wie überdimensionierte Kühlschränke arbeiten, verhalfen ihnen in den letzten Jahren zu größerer Verbreitung.

Die Temperatur in den Kältekammern liegt zwischen minus 60° und 110° C. Während feuchte Kälte und niedrige Kältegrade als unangenehm empfunden werden, entsteht bei der therapeutisch angewandten trockenen Kälte nur selten ein unangenehmes Gefühl. Sie kann für einen Zeitraum von drei Minuten (ein- oder zweimal täglich) gut vertragen werden. Die Behandelte ist nur mit Schuhen, Badeanzug und Mundschutz bekleidet und während der Anwendung immer in Bewegung.

INFO

Wie ist die Wirkung der Kälte zu erklären?

- Durch die mächtige Kälteeinwirkung werden Nerven blockiert, die die Muskelverspannung unterhalten, sodass es zu einer Muskelentspannung kommt.
- Zudem nehmen die Durchblutung und die Stoffwechselaktivität der Muskulatur und der tiefen Hautschichten deutlich zu.
- In den Hautästen schmerzleitender Nerven nimmt die Leitfähigkeit ab und somit auch die Intensität der weitergegebenen Schmerzen der verspannten Muskulatur der Sehnenansätze. Zusätzlich wird durch die Kälte auch die Neigung zu Ödemen verringert.
- Sehr sinnvoll ist es, im Anschluss an eine Kältetherapie Bewegungsübungen zu machen, da die aktuelle Schmerzempfindlichkeit geringer ist.

Wenn einzelne Körperstellen stark schmerzen, zum Beispiel die Schulter, kann hier eine örtliche Kältetherapie selbstständig angewandt werden. Als Kältemedium dienen tiefgekühlte Kältepackungen (in Apotheken erhältlich), deren Form sich dem Körper gut anpasst, oder Eiswürfel mit etwas Wasser in einer Plastiktüte. Zwischen Kühlbeutel und Haut muss ein dünnes, trockenes Tuch gelegt werden, da es sonst zu Hauterfrierungen kommen kann.

Wärmetherapie

Die nachgewiesenen, zum Teil aber auch vermuteten Wirkmechanismen der Wärmeanwendung sind denen der Kältetherapie sehr ähnlich. Sie beruhen auf einer verstärkten Durchblutung der Haut und der Muskulatur mit vermehrter Sauerstoff- und Energiezufuhr und einem gesteigerten Abstrom von Stoffwechselprodukten und schmerzauslösenden Substanzen.

In einer Kältekammer muss die Patientin immer in Bewegung sein.

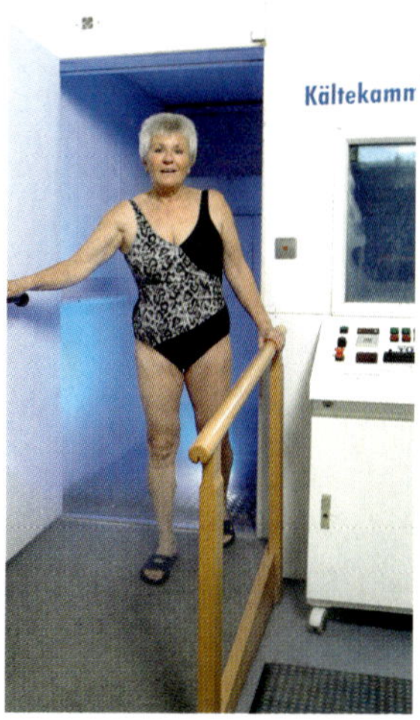

PRAXISTIPP

Gegen Schmerzen und Verspannungen

Physikalische Therapie zur Schmerzlinderung	Physikalische Therapie zur Entspannung
Kälte	Kälte
Wärme	Wärme
Gymnastik (sehr vorsichtig)	lockernde Gymnastik, auch im Wasser
Elektrotherapie (nieder- oder mittelfrequent)	Reizstrombehandlung
	vorsichtige Massage

Wenn Ihnen unklar ist, ob Sie Kälte oder Wärme besser vertragen, probieren Sie es aus. Was Ihnen guttut und die Schmerzen senkt, ist auch die richtige Therapie.

Zudem kommt es ebenfalls zu einer Blockierung der Schmerzleitung, aber auch von Reflexbögen, die die Muskelverspannung erhalten. Möglicherweise werden auch schmerzauslösende Substanzen direkt aktiviert. Zu den gewünschten Folgen der Wärmebehandlung gehören das Nachlassen des erhöhten Muskeltonus, eine Schmerzlinderung sowie oft auch eine Verbesserung der Schlafqualität.

Wärme können Sie am ganzen Körper, aber auch örtlich anwenden. Bestimmte Substanzen, die im Rahmen der Wärmebehandlung eingesetzt werden, haben über die reine Wärmeabgabe hinaus zusätzliche Effekte.

Die Wärmeanwendungen wirken durch eine verstärkte Durchblutung von Haut und Muskulatur.

Die vielfältigen Anwendungsformen der Wärmetherapie:

- Peloide – natürliche Stoffe mit hohem Wärmebindungsvermögen, die durch geologische oder biologische Prozesse entstanden sind (Moor, Heilschlamm, Fango, Lehm). Sie haben zusätzlich eine chemische Wirkung, zum Beispiel beim Moor durch Huminsäuren. Die Durchlässigkeit der Haut wird gesteigert und der Gewebestoffwechsel stimuliert;

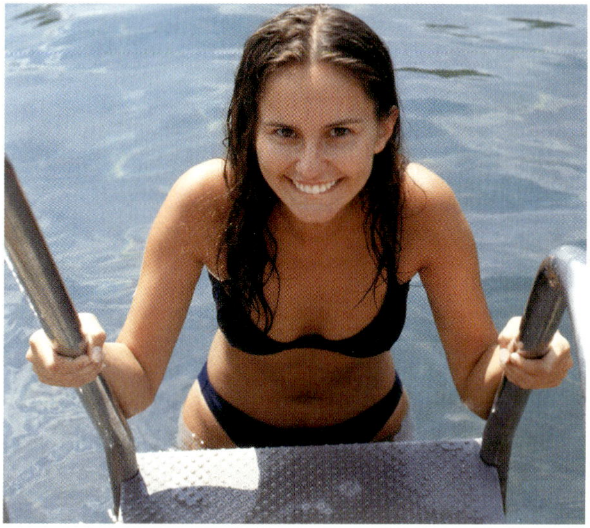

Ein Besuch im Thermalbad kann für eine Linderung der Schmerzen und eine Verbesserung der Schlafqualität sorgen.

- Mineralbäder, vor allem Sole- und Schwefelbäder. Der bei Schwefelbädern wirksame physikalisch gelöste Schwefelwasserstoff beeinflusst die Wärmerezeptoren der Haut. Die Kälteempfindlichkeit wird herabgesetzt, die Wärmeempfindung gesteigert. Untersuchungen der Medizinischen Hochschule Hannover konnten vor kurzem die gute Wirkung auf Schmerzen und Temperaturempfindlichkeit für die Schwefelquellen in Bad Nenndorf nachweisen. Über die immunaktiven Zellen der Haut erfolgt eine Stimulierung des gesamten Immunsystems;
- Thermalbäder kommen schon erwärmt aus der Erde und sagen allein für sich noch nichts über den Mineralgehalt und die Mineralart;
- Sauna, Wärmekabine;
- hochfrequente Elektrotherapie;
- Infrarotlicht;
- einfach zu handhabende Wärmequellen wie Wärmflasche, Körnerkissen, Heizkissen;
- Wärmepflaster, wärmeerzeugende Salben.

Andere physikalische Therapien

Aus dem breiten Spektrum der Elektrotherapie soll kurz das niedrig frequente Tens-Gerät erwähnt werden, da es häufig im Rahmen einer Schmerztherapie zum Einsatz kommt. Die Wirkungsweise dieses Geräts basiert auf der Gate-Control-Theorie. Durch Überstimulation der Schmerzrezeptoren wird die Schmerzleitung vermindert. Das bedeutet, dass der Schmerzreiz durch einen zweiten Nervenimpuls bekämpft und dadurch nicht mehr so stark empfunden wird. Bei der praktischen Anwendung werden zwei Klebeelektroden an der Stelle des maximalen Schmerzempfindens befestigt. Die Stromversorgung des kleinen Geräts erfolgt durch Batterien.

Rückenmassagen (klassische Massagen) werden von vielen, aber nicht allen Fibromyalgie-Patientinnen als hilfreich empfunden. Wichtig ist, dass die Behandlung nicht schmerzhaft sein darf.

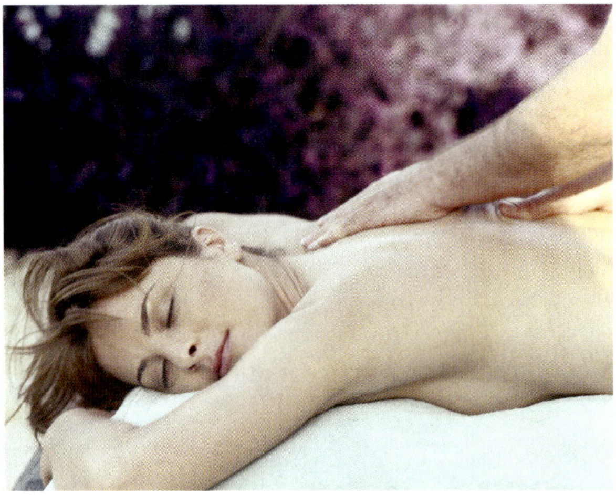

Eine Massage tut Körper und Seele gut.

Massage kann auch als Partnermassage erfolgen. Sie ist nicht nur für den Körper von Nutzen, sie tut zudem der Seele Gutes und auch der nicht selten aufgrund der chronischen Erkrankung stark strapazierten Zweierbeziehung. Über den Hautkontakt wird die wortlose Kommunikation zwischen zwei Körpern angeregt und führt zu Entspannung und Wohlbehagen. Es kann lohnend sein, sich im Buchhandel eine Anleitung zur Partnermassage zu beschaffen.

Denken Sie bei der Massage an eine feste Unterlage, zum Beispiel eine harte Matratze am Boden, eine entsprechend warme Zimmertemperatur und ein erwärmtes Massageöl.

Eine Operation sollten sich Fibromyalgie-Patientinnen gemeinsam mit ihrem Arzt doppelt überlegen.

Ein Wort noch zu Operationen, die bis heute keine gesicherte Therapie der Fibromyalgie darstellen. Im Gegenteil, Fibromyalgie-Patientinnen sollten sich jede Operation gemeinsam mit ihren Ärzten doppelt überlegen. Auch heute noch werden die Betroffenen wesentlich häufiger operiert als der Bevölkerungsdurchschnitt. Bezüglich ihrer Erkrankung profitieren jedoch die wenigsten davon.

Weitere Behandlungsformen

Nachdem die Grundlagen der therapeutischen Maßnahmen erläutert worden sind, sollen an dieser dieser Stelle noch weitere Therapieformen erwähnt werden, die in dem einen oder anderen Fall erfolgversprechend sein können.

Lichttherapie

Licht dient uns nicht nur zum besseren Sehen am Abend beim Lesen und Arbeiten, sondern hat weitere, vielleicht noch wichtigere Funktionen: Vergleicht man die unterschiedlichen Lichtdosierungen in Europa, hat man vielleicht den Schlüssel zu der Frage, warum die Südländer in der Regel lustiger, positiver und lockerer als die Menschen im Norden sind.

Licht ist ein wesentlicher Schutzfaktor gegen depressive Stimmungen.

Auf Licht sprechen sehr viele Regelsysteme im Körper an, die nicht nur für den Tag-Nacht-Rhythmus, sondern auch für die Ausschüttung zahlreicher Hormone notwendig sind. Licht und Sonne bilden in unserer Haut Vitamin D und sind ohne Zweifel auch für einen gewissen Schutz gegen depressive Stimmungen – vor allem im Winter – verantwortlich. Also gönnen Sie sich gerade in der dunklen Jahreszeit etwas mehr Licht und vielleicht auch ein künstliches Sonnenbad. Wenn Sie Medikamente nehmen oder eine sehr empfindliche Haut haben, sprechen Sie besser vorher mit Ihrem Hausarzt.

Akupunktur

Akupunktur kommt aus der traditionellen chinesischen Medizin. Zur ihr gehören auch die Moxibustion, eine Wärmeanwendung an Akupunkturpunkten durch Verbrennen von

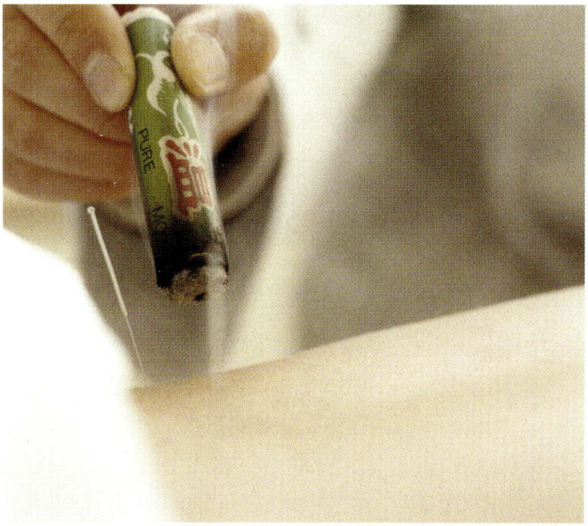

Die traditionelle Moxa-Therapie ist eine Behandlungsmethode, bei der bestimmte Akupunkturpunkte durch das Verbrennen von Heilkräutern erwärmt werden.

Kräutern, und die Heilkräutertherapie. Die Körperakupunktur hat sich in China in vorchristlicher Zeit über mehr als tausend Jahre entwickelt. Die auf den Meridianen liegenden Akupunkturpunkte werden zur Diagnose und zur Therapie verwendet.

Die Akupunktur basiert auf der Theorie, zur Heilung von Krankheiten müsse man ein Ungleichgewicht zwischen Yin (das Weibliche) und Yang (das Männliche), Kälte und Hitze, Mangel und Überfluss wieder harmonisieren, indem an den Punkten Energie (Qi) zugeführt oder abgezogen wird. Die Ohrakupunktur ist nicht in China, sondern in Europa entwickelt worden. Speziell mit der Ohrakupunktur werden auch das Allgemeinbefinden und seelische Störungen beeinflusst.

War die Akupunktur in den letzten Jahrzehnten häufig eine Glaubensangelegenheit, haben inzwischen zahlreiche Studien ihre Wirksamkeit bewiesen.

Akupressur

Auch die Akupressur greift auf Akupunkturpunkte zurück, die bei dieser Methode in Form einer gezielten Massage ca. drei Minuten stimuliert werden.

Für die Selbstbehandlung liegt ein wichtiger Punkt neben der Falte zwischen Daumen und Zeigefinger. Wird der Daumen seitlich an den Zeigefinger gezogen, wölbt sich Richtung Zeigefinger neben dem Daumengrundglied ein Muskelhügel, auf dessen höchster Stelle der Punkt Di 4 (Dickdarmmeridian) liegt. Wird diese Stelle mit dem Daumen massierend gedrückt, können Schmerzen im gleichseitigen Ellbogen-, Schulter- sowie Nacken- und Hinterkopfbereich günstig beeinflusst werden.

Reflexzonenmassage

In Asien wird die Reflexzonenmassage seit vielen Jahrhunderten als Therapie ausgeübt, seit einigen Jahrzehnten auch bei uns. Das Wirkprinzip geht davon aus, dass jedes Organ an einem oder beiden Füßen einen Bezugspunkt hat. Über das vegetative Nervensystem und bioenergetische Ströme kann durch Massage einer bestimmten Stelle am Fuß das entsprechende Organ positiv beeinflusst werden. Ein großer Vorzug dieser Methode ist, dass sie sich zur Eigenbehandlung eignet.

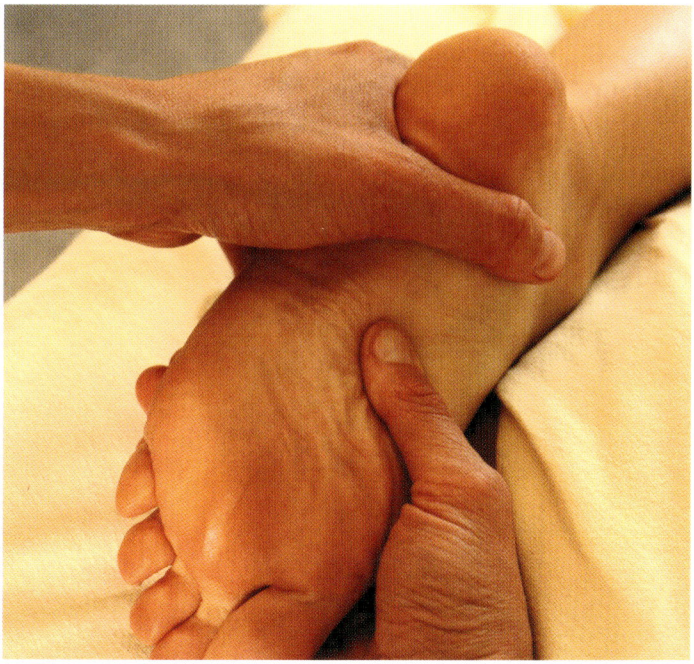

Die Reflexzonenmassage ist zur Selbstbehandlung geeignet und recht schnell zu erlernen.

Psychologische Hilfen

Viele von der Fibromyalgie Betroffene benötigen im Laufe ihres Lebens emotionale Hilfe. Diese kann aus dem Familien- und Freundeskreis oder von professioneller Seite kommen, im Optimalfall vom Hausarzt als eingehendes Gespräch und Beratung.

Keine Patientin sollte sich scheuen, einen Psychotherapeuten aufzusuchen, wenn sie mit psychischen Problemen nicht allein zurechtkommt.

Manchmal empfiehlt sich jedoch die kompetente Behandlung durch einen Psychologen oder ärztlichen Psychotherapeuten. Dies wird bei scheinbar unlösbaren Konflikten, Schuldgefühlen gegenüber der Umgebung und verminderten Selbstwertgefühlen notwendig sein.

Der Teufelskreis der Überforderung

Ein häufiges Konfliktpotenzial ist der überhöhte Leistungsanspruch, den Fibromyalgie-Patientinnen an sich selbst stellen. Diese prinzipiell positive Eigenschaft kann verhängnisvolle Konsequenzen haben: Unrealistische Leistungserwartungen an die eigene Person können darauf beruhen, dass die Betreffende Anerkennung und auch Selbstachtung hauptsächlich durch ihre erarbeitete Leistung erfährt. Diese Leistungsansprüche richten sich dabei an Vorbildern (an Bekannten, Kollegen, teilweise sogar an irrealen Werbeinhalten) aus, wobei das eigene Handikap durch Müdigkeit, Beschwerden, Leistungsknick überhaupt nicht mit einbezogen wird, nach dem Motto „Andere können das auch".

Mit überhöhten Erwartungen an sich selbst setzen sich viele von Fibromyalgie Betroffene unter einen Druck, aus dem eine chronische Überforderung entsteht.

Diese Erwartungen, die die Betroffenen an sich selbst stellen, können zu Druck, Stress und Anspannung führen. Eine chronische Überforderung entsteht und wird langsam in den Alltag und die „Normalität" integriert. Signale, die anzeigen „Das tut mir nicht gut", dringen nicht mehr bis ins Bewusstsein vor.

Wird nun die als selbstverständlich erwartete Leistung nicht mehr erbracht, steigern die Betroffenen ihre Anstrengung noch weiter, was zu noch stärkerer Überforderung mit allen ungünstigen Folgeerscheinungen führt.

Irgendwann zeichnet sich dann ab, dass das anvisierte Ziel doch nicht erreicht werden wird. Die Leistung lässt nun deutlicher nach. Zu der körperlichen Erschöpfung kommen noch Frustration, Enttäuschung und oft auch das Gefühl der Wertlosigkeit hinzu. Der Schmerz tritt jetzt an die Stelle der negativen Gefühle und erlaubt einen Ausstieg aus der verfahrenen, hoffnungslos erscheinenden Situation.

WISSEN

Durch eine übergroße Leistungsbereitschaft geraten viele Fibromyalgie-Patientinnen in einen Teufelskreis der Überforderung.

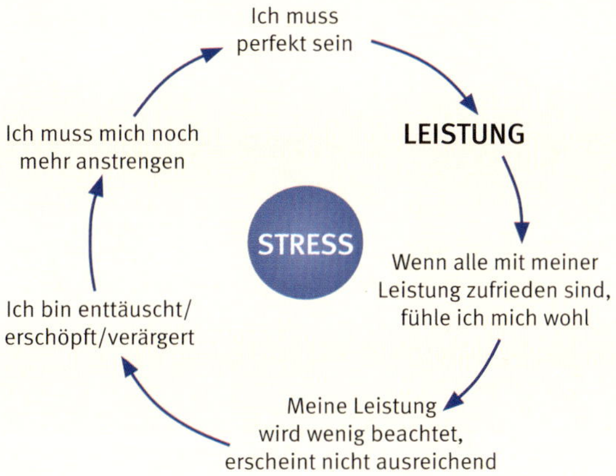
Ich muss perfekt sein
LEISTUNG
Wenn alle mit meiner Leistung zufrieden sind, fühle ich mich wohl
Meine Leistung wird wenig beachtet, erscheint nicht ausreichend
Ich bin enttäuscht/ erschöpft/verärgert
Ich muss mich noch mehr anstrengen
STRESS

Dies ist ein immer wiederkehrender Kreislauf, in dem die Betroffenen gefangen sind und aus dem zu entkommen sie nicht gelernt haben.

Wenn es Ihnen genauso geht, sollten Sie sich folgende Fragen stellen:

- Wie fühle ich mich in dieser Situation?
- Wie kann ich auf den vermeintlichen Zwang zu immer mehr Leistung rechtzeitig reagieren?
- Wie kann ich der Erwartung (oder vermeintlichen Erwartung) nach steigender Leistung begegnen?
- Was kann ich gegen das Gefühl tun, nur bei großer Leistung von anderen, aber auch von mir selbst akzeptiert und anerkannt zu werden?
- Traue ich mir zu zu trainieren, meine Grenzen rechtzeitig zu erkennen und sie auch klar mitzuteilen?

Nehmen Sie sich ruhig Zeit, Papier und Stift und versuchen Sie, wenn Sie solche Situationen kennen, die Fragen oben anzugehen.

Auf welche Ideen sind Sie bei der Beantwortung der Fragen gekommen?

Hier folgen nur ein paar Vorschläge, wie Sie den verhängnisvollen Teufelskreis durchbrechen können:

- Üben Sie (erst mal in einfachen Situationen), sich durchzusetzen.
- Erlauben Sie sich zu genießen.
- Versuchen Sie, Ihren Körper (und seine Signale) besser zu verstehen.
- Seien Sie aktiv (in jeder Beziehung).
- Leben Sie in der Gegenwart (nicht in vergangenen oder zukünftigen goldenen Zeiten).
- Lernen Sie, sich abzugrenzen (auch hier müssen Sie Erfahrungen machen).
- Pflegen Sie die Balance zwischen erholsamer Ruhe und aktivem Wachsein.
- Hören Sie auf sich selbst und glauben Sie sich.

Anhand dieser Fragen können Sie auch erkennen, wie Sie im Rahmen psychotherapeutischer Gespräche erfahren können, wo andere Sie unter Druck setzen und wo Sie sich selber unnötigen Zwängen aussetzen. Sie lernen, Ihre Ziele angepasst an Ihre tägliche Leistungsfähigkeit zu bestimmen sowie Ihre Leistungsgrenzen klarer zu ziehen.

Setzen Sie sich kleine, erreichbare Ziele.

Außerdem lernen Sie, Ausgleich und Entlastung in den Alltag einzubauen sowie innere und äußere (muskuläre) Spannungen zu erkennen und zu verringern. Sie lernen, mehr für sich selber da zu sein und sich selber etwas mehr zu gönnen.

Ob Sie nun mit oder ohne Therapeut an sich arbeiten, für die praktische Umsetzung heißt das: Setzen Sie sich kleine Ziele und freuen Sie sich, wenn Sie diese erreichen, anstatt sich ständig zu überlasten und unter den Fehlversuchen zu leiden.

Weitere auch für die psychologische Behandlung der Fibromyalgie geeignete Verfahren sind Entspannungstechniken wie die Muskelentspannung nach Jacobson, das Autogene Training, die Meditation, das Biofeedback und Entspannung durch Fantasiebilder (s. S. 63).

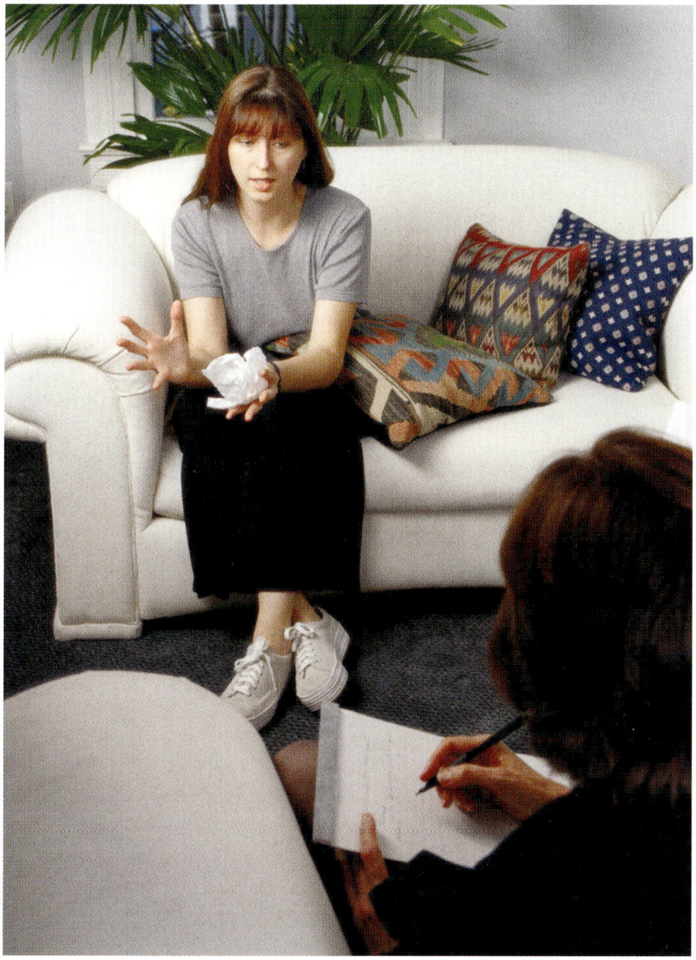

Für Fibromyalgie-Patientinnen kann eine psychotherapeutische Behandlung sehr hilfreich sein.

Medikamente bei Fibromyalgie

Wie schon eingangs angeführt, bringt kein Medikament die Fibromyalgie zum Verschwinden. Manche Präparate können jedoch, richtig angewandt, eine gewisse Erleichterung bewirken. Allerdings ist nur für die Gruppe der Antidepressiva eine überzeugende Wirkung durch mehrere Studien nachgewiesen.

Schmerzmittel und Antirheumatika

Die stärksten Schmerzmittel, die vom Opium abgeleitet sind, dürfen nach dem Betäubungsmittelgesetz nur mit einem besonderen Rezept verordnet werden.

Am häufigsten und fast von allen Betroffenen wurden oder werden Schmerzmittel eingenommen, auch wenn viele Erkrankte angeben, dass die Wirksamkeit eher gering sei. Die Skala der Schmerzmittel beginnt mit Paracetamol als leichtem und gut verträglichem Wirkstoff, der fast in jedem Haushalt bekannt ist. Etwas stärkere Präparate sind unter den Firmennamen Katadolon® und Novalgin® bekannt. Dann folgen opiatähnliche Substanzen wie Tramal®.

Die stärksten Präparate sind die Opioide oder Morphine, die sich vom Opium, dem Milchsaft der Schlafmohnpflanze, ableiten. Da sie alle unter das Betäubungsmittelgesetz fallen, dürfen sie nur mit einem besonderen Rezept verordnet werden. Sie sollten nur in schwersten Fällen und, wenn sie regelmäßig genommen werden müssen und gut wirksam sind, bei der Fibromyalgie angewendet werden, keinesfalls aber während der Schwangerschaft und in der Stillzeit.

Nebenwirkungen der starken Schmerzmittel und Morphine können unter anderem sein:

- vor allem am Anfang der Einnahme Verminderung der Fahrtüchtigkeit,

WISSEN

Schmerzlindernde Medikamente (Auswahl)

Wirkstoff	Handelsname (Beispiel)	Dosierung bei Fibromyalgie/ Bemerkung
Schmerzmittel (Auswahl)		
Paracetamol	Benuron®	3–4 x 1 Tabl. (500 mg) oder bei Bedarf 1–2 Tabl.; maximal 3000 mg/Tag
Metamizol	Novalgin®	Bedarfsmedikation 20–30 Tropfen (max. 3–4 x täglich; nicht zur Langzeittherapie geeignet
Flupirtin	Katadolon®	2 x 1 – 3 x 2 Kapseln (100 mg); Wirksamkeit oft unbefriedigend
starke Schmerzmittel		
Tramadol	Tramal®	Bedarfsmedikation 20–25 Tropfen ; Dauermedikation: Retard-Form 2 x 50 – 2 x 100 mg
Tilidin/Naloxon	Valoron N®	Bedarfsmedikation 20–25 Tropfen; Dauermedikation: Retard-Form 2 x 50 – 2 x 100 mg
Betäubungsmittel		**regelmäßige Einnahme sinnvoll**
Morphin	MST®	Retard-Form 2 x 10–50 mg
Buprenorphin	Temgesic®	3 x 0,2–0,4 mg/Tag
Fentanyl	Durogesic®-Membranpflaster	25–50 mcg Wirkstoff/Std.; Pflasterwechsel alle 3 Tage

- Verstopfung,
- Müdigkeit,
- Übelkeit,
- Blutdrucksenkung.

Das Abhängigkeitspotenzial ist bei Vorliegen starker Schmerzen eher gering.

Wenn ein Medikament gut wirkt und gut vertragen wird, gilt: Dauerschmerz erfordert Dauertherapie! – Dauertherapie heißt nicht Therapie bei Bedarf!

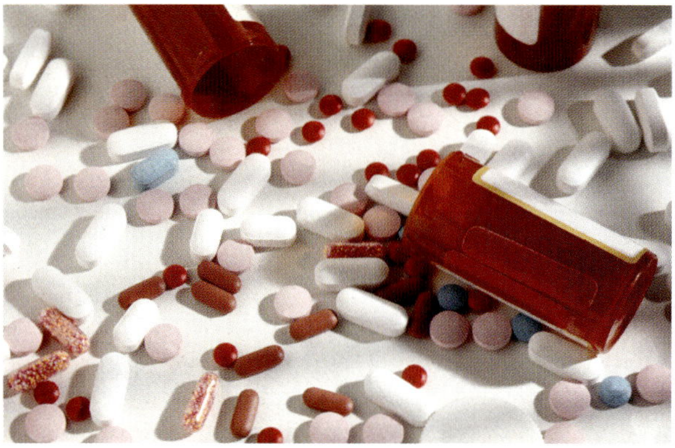

Therapie mit Medikamenten

Fast genauso häufig wie die reinen Schmerzmedikamente werden bei Fibromyalgie so genannte nichtsteroidale (das heißt cortisonfreie) Antirheumatika (NSAR) genommen. Alle Mittel dieser Gruppe haben zusätzlich einen antientzündlichen Effekt. Zu den in Deutschland am häufigsten verordneten Substanzen zählen Ibuprofen und Diclofenac (zum Beispiel Voltaren®). Bei ca. einem Viertel der von Fibromyalgie Betroffenen bewirken diese Substanzen eine wesentliche Schmerzlinderung. Einige Patientinnen geben auch nach örtlicher Behandlung mit Salben aus diesen Wirkstoffen eine leichte Linderung an.

So genannte COX-2-Hemmer bergen ein erhöhtes Risiko für Patientinnen mit Herz-Kreislauf-Erkrankungen.

Neue Vertreter dieser Gruppe sind die COX-2-Hemmer oder Coxibe, die sich durch eine bessere Magenverträglichkeit auszeichnen. Allerdings stellte sich in letzter Zeit heraus, dass dieser Vorteil bei längerer Einnahme durch ein etwas erhöhtes Herz-Kreislauf-Risiko erkauft wird. Ein Präparat ist vor kurzem vom Hersteller zurückgenommen worden, die anderen Substanzen werden nur noch unter strengen Einschränkungen verschrieben.

WISSEN

Nichtsteroidale Antirheumatika (Auswahl)

herkömmliche NSAR Wirkstoff	Handelsname (jeweils ein Beispiel)	Wirkstoffmenge (mg) pro Tabl.	Höchstdosis pro Tag (mg)	Wirkdauer (Std.)
Acetylsalicylsäure (ASS)	Aspirin®	500	3000	3–4
Indometacin	Amuno®	25–50	150	4–5
Acemetacin	Rantudil®	30–60	180	4–5
Acemetacin retardiert	Rantudil retard®	90	180	9–12
Diclofenac (auch retard)	Voltaren®	50–100	150	4–12
Ibuprofen (auch retard)	Brufen®	200–800	2400	4–12
COX-2-Hemmer (Auswahl)				
Celecoxib	Celebrex®	100–200	400	12–14

Cortisonpräparate haben so gut wie nie positive Effekte und empfehlen sich daher für die Fibromyalgie nicht als Tabletten oder intramuskuläre Injektion.

Muskelentspannende Medikamente klingen nach den idealen Medikamenten für die Fibromyalgie. Leider wirken sie nicht immer ideal und – wenn sie gut wirken – müssen von den Betroffenen oft unangenehme Nebenerscheinungen in Kauf genommen werden. Müdigkeit und Benommenheit lassen nach der Einnahme oft sinnvolle Tätigkeiten und auch Autofahren nicht zu. Bei massiven schmerzhaften Verspannungen kann

Nach der Einnahme muskelentspannender Medikamente dürfen Sie nicht Auto fahren.

WISSEN

Muskelentspannende Medikamente (Auswahl)

Wirkstoff	Handelsname (Beispiel)	Dosierung bei Fibromyalgie/Bemerkung
Diazepam	Valium®	1–3 x 2–5 mg
Tetrazepam	Musaril®	1–3 x 25–50 mg
Tolperison	Mydocalm®	3 x 50–100 mg (oft wenig wirksam)

es jedoch nötig sein, mit diesen Medikamenten zur Ruhe und in einen entspannten Schlaf zu kommen und die Dosis dann langsam zu reduzieren.

Der Wirkstoff Tolperison findet sich in leichteren, der mit Valium® verwandte Wirkstoff Tetrazepam in starken Muskelentspannungsmitteln. Die zuletzt genannte Substanz eignet sich nur für die kurzzeitige Einnahme.

Die Einnahme von Beruhigungs- oder Schlafmitteln kann zur Abhängigkeit führen.

Bei Schlaf- und Beruhigungsmitteln ist der Gewöhnungseffekt – vor allem bei den älteren Präparaten – zu beachten. Daher kommen sie in der Regel für die mittel- und langfristige Behandlung nicht infrage. Zudem wissen Sie aus dem Kapitel Schlaf, dass die gewünschte aufbauende Funktion und Erholung durch den durch Schlafmittel verbundenen Eingriff in die Schlafrhythmen kaum erreicht wird und somit der natürliche Schlaf nicht annähernd erreicht wird.

Antidepressiva und Antikonvulsiva

Eine oft gute Beeinflussung des Schlafes ohne die Gefahr der Abhängigkeit tritt unter einer weiteren Substanzgruppe auf, die eigentlich für ganz andere Erkrankungen zuständig ist: die

Antidepressiva. Während für die Behandlung von Depressionen sehr hohe Dosen dieser Medikamente notwendig sind, können durch niedrige Wirkstoffmengen gerade der alten und damit auch erprobten Antidepressiva bei der Fibromyalgie erwünschte Wirkungen – Muskelentspannung, Schmerzlinderung und besseres Ein- und Durchschlafen – erreicht werden.

Die Therapie muss mit den geringsten möglichen Dosen begonnen werden, da gelegentlich am nächsten Morgen Müdigkeit und Schwindel störend auftreten können. In der Regel kommt es schon nach ein bis zwei Wochen zur Besserung der Beschwerden.

Nortriptylin kann vorsichtig eingesetzt werden, falls die in der Tabelle erstgenannten Wirkstoffe wegen Mundtrockenheit nicht genommen werden können. Bei der Gruppe der drei erstgenannten Substanzen kann es zu Gewichtszunahme kommen.

WISSEN

Antidepressiva, die häufig bei Fibromyalgie eingesetzt werden

Wirkstoff (Auswahl)	Handelsname (Beispiel)	Dosierung (mg) bei Fibromyalgie/Bemerkung
Amitryptilin	Saroten®	10–75 mg; auch als Tropfen
Trimipramin	Stangyl®	10–75 mg; auch als Tropfen
Doxepin	Aponal®	5–50 mg; auch als Tropfen
Nortriptylin	Nortrilen®	10–50 mg; Reservemittel
Fluoxetin	Fluctin®	20 mg; langsames Absetzen nötig
Duloxetin	Cymbalta®	30–60 mg; neuerer Wirkstoff; Dosis langsam steigern bzw. absetzen

Wie vorher erwähnt, könnte bei der Fibromyalgie eine Störung des Serotonin-Stoffwechsels von Bedeutung sein. Serotonin ist unter anderem an der körpereigenen Schmerzbekämpfung und der Regulierung des Schlafes beteiligt. Auch die gewünschten Wirkungen der Antidepressiva beruhen vermutlich teilweise auf einer Beeinflussung des Serotoninhaushaltes.

Eine ähnliche Wirkung haben auch die „Serotonin-Rezeptorantagonisten", die vor allem für die Bekämpfung des starken Brechreizes bei Chemotherapien eingesetzt werden. Aufgrund theoretischer Überlegungen hat man in diese Medikamente – untersucht wurde vor allem der Wirkstoff Tropisetron (Navoban®) – große Hoffnungen gesetzt, die sich leider im Alltagsgebrauch in dieser Form nicht bestätigt haben. Nur wenige Patientinnen sprachen gut auf diesen Wirkstoff an.

Die Arzneimittelgruppe der Antikonvulsiva wird in erster Linie bei Krampfleiden eingesetzt. Diese Substanzen wirken jedoch auch bei chronischen Schmerzen vom Typ der Fibromyalgie („neuropathische Schmerzen"). Auch von diesen Medikamenten sind keine Wunder zu erwarten, jedoch spüren manche Betroffene unter der Therapie eine Erleichterung der Beschwerden.

WISSEN

Antikonvulsiva, die häufig bei Fibromyalgie eingesetzt werden

Wirkstoff (Auswahl)	Handelsname (Beispiel)	Dosierung (mg) bei Fibromyalgie/ Bemerkung
Gabapentin	Neurontin®	300–900 mg; langsam steigern
Pregabalin	Lyrica®	150–300 mg; langsam steigern

Die geeignete Ernährung

Wenn von einer speziellen Rheumadiät gesprochen wird, ist dies meistens auf Erkrankungen bezogen, bei denen der Stoffwechsel durch verstärkte Zufuhr oder gezieltes Weglassen von Nahrungsbestandteilen korrigiert werden kann. Die besten Beispiele sind die Gicht, bei der es um Zurückhaltung bei der Purinzufuhr in Form von Fleisch und gewissen Gemüsesorten geht, und die schon anfangs genannte Osteoporose, die einer erhöhten Zufuhr von Calciumsalzen, eventuell auch von Vitamin D und selten von Fluor bedarf.

Bei den entzündlich-rheumatischen Erkrankungen wurde in neuerer Zeit durch verringerte Zufuhr von Arachidonsäure, die unter anderem stark zur Bildung von Entzündungsübertragungsstoffen beiträgt, ein – wenn auch nicht sehr großer – Effekt erzielt. Dies kann in der Praxis durch Einschränkung von Fleischmahlzeiten und deren Ersatz durch zwei Seefischmahlzeiten pro Woche erreicht werden. Vermutlich ist bei diesen Erkrankungen auch die erhöhte Zufuhr von Vitamin E günstig.

Eine spezielle Fibromyalgiediät gibt es entgegen anders lautenden Behauptungen nicht.

Bei Fibromyalgie und weiteren Erkrankungen aus dem rheumatischen Formenkreis gibt es keine spezielle Diät im oben genannten Sinn, auch wenn das oft genug behauptet wird.

Allerdings ist gerade bei Fibromyalgie wichtig, dass Sie sich achtsam ernähren, sich danach richten, was Ihnen individuell guttut und Ihnen verträglich ist.

Mediterrane Kost: Gesunde Ernährung mit Genuss

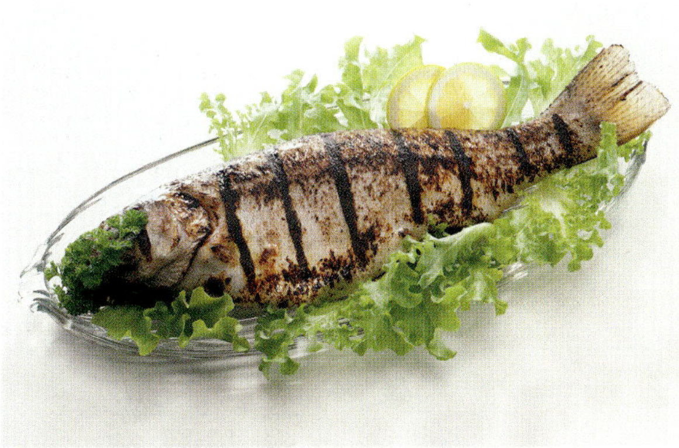

WISSEN

Ernährungspyramide der mediterranen Kost

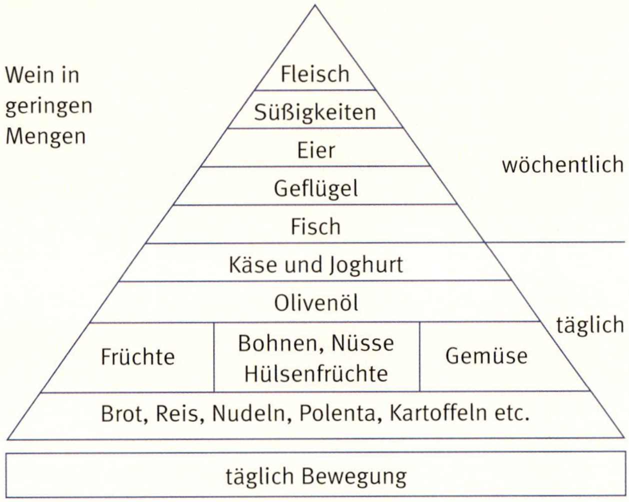

Hierzu gehört sicher eine ausgewogene Ernährung, die alle lebenswichtigen Stoffe beinhaltet und damit nicht einseitig ist. Sie sollten sich auch vor Übergewicht schützen.

Mediterrane Kost ist uneingeschränkt empfehlenswert.

Die meisten Menschen in Mitteleuropa essen zu viel, zu fett und außerdem zu viel Süßes. Eine Ernährung auf pflanzlicher Basis, bei der Fleisch, Wurst und Eier deutlich reduziert sind, bringt dem Körper viele Vorteile.

Fragen Sie mich nach einer idealen Ernährung, kann ich uneingeschränkt die mediterrane Kost empfehlen, das heißt die ursprüngliche Ernährung der Mittelmeeranrainer, die auch als Mittelmeerküche oder Kreta-Diät bekannt ist. Dabei handelt es sich keineswegs um eine Diät, was ja sehr nach unansehnlicher Krankenkost klingt. Das Gegenteil ist der Fall. Diese Ess- (und Lebens-)Kultur ist attraktiv für Auge und Zunge. Dass diese Form der Ernährung eine günstige Wirkung auf Herz und Gefäße hat, den Fettstoffwechsel positiv beeinflusst, den

Typ-2-Diabetes verringern hilft und sogar das Auftreten einiger Tumoren vermindert, ist ein durch große Studien nachgewiesener, sehr angenehmer Zusatzeffekt.

Die Mittelmeerkost (mediterrane Kost) basiert auf frischen pflanzlichen Lebensmitteln, also Gemüse, Salat und Obst. Statt harten Fetten einschließlich Butter und Margarine werden (Oliven-)Öle verwendet. Die Mahlzeiten sind fleischarm (nicht fleischlos). Stattdessen ist regelmäßig Fisch im Wochenplan enthalten.

Wichtig ist weiterhin, dass Sie das Essen genießen und es in Ruhe und angenehmer Umgebung zu sich nehmen. Das heißt, Sie sollten nicht im Stehen in der Küche in Hetze irgendetwas in sich hineinschlingen, was dann – wen wundert es – wie ein Stein im Magen liegt.

Mediterrane Kost erleichtert das Abnehmen.

Menschen, die zu Übergewicht neigen, fällt es mit dieser Kost auch leichter, abzunehmen und dann das erreichte Gewicht zu halten. Da Übergewicht sowohl den Gelenken eine zusätzliche Last aufbürdet als auch die Wirbelsäule fehlbelastet und ins Hohlkreuz zwingt, ist eine Normalisierung des Gewichts bei allen rheumatischen Erkrankungen zu empfehlen, auch abgesehen von den günstigen Effekten auf Herz und Gefäße.

Warum sind viele Fibromyalgie-Betroffene übergewichtig? – Weil sie

- sich weniger bewegen,
- mehr essen – zwischendurch und bei Frust,
- eventuell durch Ödeme Wasser einlagern,
- bei regelmäßig wenig Schlaf – wie allerneueste Studienergebnisse ergaben – über hormonelle Mechanismen Heißhunger auf kalorienreiche Nahrung bekommen.

Eine ausgewogene, an Fertigprodukten und Wurst arme Ernährung ist auch nicht mit Kochsalz überlastet. Dies ist nicht nur günstig bei Neigung zu Bluthochdruck, sondern wirkt auch

Der Body-Mass-Index hat heute die früher üblichen Gewichtsberechungen abgelöst.

INFO

Body-Mass-Index

Ob das Gewicht zur Körpergröße passt, wird heute mit dem Body-Mass-Index (BMI) bestimmt. Dazu die Formel für Erwachsene:

$$\frac{\text{Gewicht in kg}}{\text{Körpergröße in m x Körpergröße in m}}$$

Zum Beispiel: 100 kg Gewicht bei 2 m Größe wäre:

$$\frac{100}{2 \times 2} = \frac{100}{4} = 25$$

Ein BMI von 19 bis 25 entspricht einem Normalgewicht, darüber beginnt das Übergewicht. Bei einem BMI von über 35 spricht man schon von krankhafter Fettsucht.

der Neigung zur Wassereinlagerung, zu Ödemen – manchmal ein Problem bei Fibromyalgie – entgegen.

Die durch pflanzliche Nahrungsmittel ballaststoffreiche mediterrane Ernährungsform ist auch dem Darm sehr zuträglich. Sie beinhaltet genügend Ballaststoffe, begünstigt den Stoffwechsel, verkürzt die Passagezeiten im Darmtrakt und verhindert Verstopfung.

Rehabilitation

Eine äußerst bewährte Form, Fibromyalgie-Patientinnen intensiv, ganzheitlich und gezielt mit krankengymnastischen, physikalischen und balneologischen Maßnahmen zu behandeln, ist ein stationärer Aufenthalt in einer Rehabilitations- oder Rheumafachklinik. Er ist insbesondere bei schweren Formen und bei neu diagnostizierten stationär therapiebedürftigen Erkrankungen sinnvoll.

Er wird als stationäre Rehabilitationsmaßnahme aufgrund einer Erkrankung mit Behinderung in Alltag und Beruf bezeichnet. Der umgangssprachliche Begriff „Kur" sollte nicht mehr gebraucht werden, denn bei dieser steht nach heutigem Sprachverständnis eindeutig die Erholung und Regeneration im Vordergrund.

Ein stationärer Aufenthalt in einer Rehabilitations- oder Rheumafachklinik ist eine bewährte Therapiemaßnahme.

Die Rehabilitation in der Klinik bietet alle Leistungen unter einem Dach an. Neben breiten Therapiemöglichkeiten bestehen auch diagnostische Möglichkeiten. Ärztliche Betreuung und Hilfe durch Pflegepersonal ist jederzeit präsent. Die stationäre Rehabilitation bedingt, dass das gesamte Rehabilitationsteam auf ein spezielles Krankheitsfeld mit seiner spezifischen Problematik ausgerichtet ist. Ein ganz wichtiger Punkt: Die Patientinnen haben ganztägig Zeit für die therapeutischen Anwendungen und Maßnahmen, das heißt, sie können sich bei Erschöpfung und schlechtem Gesundheitszustand zwischen den Therapien eine oder zwei Stunden ausruhen. Ein stationärer und nicht unbedingt ganz wohnortnaher Rehabilitationsaufenthalt ist zudem notwendig bei belastenden Alltagssituationen sowohl im beruflichen als auch im privaten Umfeld. Ein weiterer Pluspunkt ist die Entlastung von der gesamten Alltagsarbeit, was vor allem Frauen zugute kommt.

Inzwischen gibt es auch die wohnortnahe Rehabilitation mit Übernachtung zu Hause. Sie wird von den Krankenkassen „ambulant" und den Rentenversicherern „teilstationär" genannt. Sie kommt infrage, wenn wohnortnah indikationsgerechte breite Therapiemöglichkeiten durch ein Rehabilitationsteam unter ärztlicher Betreuung zur Verfügung stehen und die geschilderten stationären Maßnahmen nicht erforderlich oder aus beruflichen oder sozialen Gründen nicht möglich sind. Es muss jedoch genügend Restgesundheit, Stabilität und ausreichende Belastbarkeit bei der Patientin vorhanden sein, denn die Therapiemöglichkeiten und deren Umfang sollten sich nicht wesentlich von denen der stationären Rehabilitation unterscheiden. Die Gesamttherapiezeit wird dabei auf gut einen halben Tag komprimiert.

Die Rehabilitation in einer Klinik ist ganz auf Fibromyalgie abgestimmt.

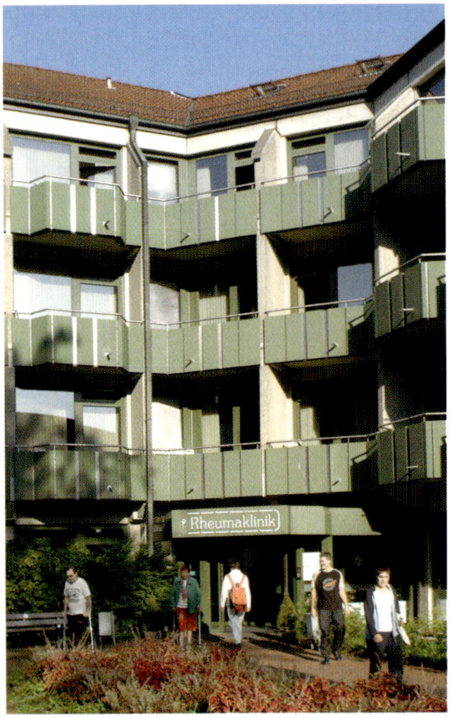

Eine so genannte Anschlussrehabilitation (früher Anschlussheilbehandlung) in engem Anschluss an einen Akutkrankenhausaufenthalt ist allein unter der Diagnose Fibromyalgie aus formalen Gründen nicht möglich; sie kann jedoch gewährt werden, wenn eine sekundäre Fibromyalgie neben einer entzündlich-rheumatischen Erkrankung oder einem akuten Bandscheibenvorfall besteht.

Voraussetzung für die Genehmigung einer Rehabilitation durch die Rentenversicherung ist immer, dass die Erwerbsfähigkeit durch Krankheit oder Behinderung erheblich gefährdet oder gemindert ist und durch die Maßnahme gebessert werden kann (s. zu diesem Thema auch den Abschnitt Soziale Fragen). Vor einer Rehabilitation durch die Krankenkassen müssen die ambulanten Therapien ausgeschöpft und eine Erfolgsaussicht durch die Rehabilitation gegeben sein.

INFO

Medizinische Rehabilitation bei Fibromyalgie

- Die Diagnostik wird ergänzt durch weitere Untersuchungen zur Krankheitseinordnung und zum Ausmaß der Erkrankung. Hierauf basierend können in Kenntnis der individuellen Möglichkeiten der Patientinnen und ihrer Anforderungen in Beruf und Alltag zu Hause die Rehabilitationsziele umrissen werden. Mit diesen Vorgaben kann der Therapieplan aufgestellt werden.
- Grundlage der Therapie ist die Information der Patientinnen über ihre Erkrankung und die Behandlungsmöglichkeiten, zum Beispiel in Form einer Patientenschulung.
- Die Therapie umfasst ein breites Spektrum von Physiotherapie, physikalischen Maßnahmen einschließlich geeigneter balneologischer Anwendungen, zum Beispiel Wärmepackungen, Kältetherapie, Funktionstraining und Muskelaufbautraining.
- Bei der medikamentösen Behandlung stehen Schmerztherapie und muskelentspannende Therapie im Vordergrund.
- Unabdingbare Voraussetzung einer Rehabilitation ist die psychologische Gruppen- und Einzeltherapie, insbesondere Schmerzbewältigung und Muskelentspannungstraining, sowie die soziale Beratung.
- Am Ende einer Rehabilitationsbehandlung steht die sozialmedizinische Beurteilung, gegebenenfalls auch die Einleitung oder Empfehlung berufsfördernder Maßnahmen. Zu den Therapieempfehlungen gehören auch die Nachsorgeplanung, insbesondere das Funktionstraining, sowie Hinweise auf Selbsthilfegruppen, eventuell auch psychotherapeutische Angebote.

Fibromyalgie-Patientinnen sind weiterhin nicht nur durch einen Rückgang der Bewilligungsquote für Rehabilitationsmaßnahmen betroffen, sondern auch durch die Praxis der Versicherungsträger, vermehrt eigene Kliniken zu belegen. Aufgrund dessen werden die Erkrankten nur noch zum Teil in für ihre Erkrankung spezialisierte Fachkliniken eingewiesen werden.

Die Erfahrung hat gezeigt, dass Fibromyalgie-Patientinnen in der Regel mehr von einem Aufenthalt in einer rheumatologischen Klinik mit psychologischem Zusatzangebot als von einer Rehabilitation in einer psychosomatischen Klinik profitieren.

Der Antrag für eine Rehabilitationsmaßnahme kann sowohl bei der Krankenkasse als auch bei der Rentenversicherung und sogar bei den Versicherungsämtern in den Rathäusern, die ihn weiterleiten, gestellt werden. Zusätzlich wird ein Formgutachten des behandelnden Arztes benötigt.

Bei Ablehnung der Rehabilitation ist ein Widerspruch, der mit einem Arztattest begründet sein soll, möglich. Bei erneuter Ablehnung steht nur noch der Klageweg offen.

Funktionstraining

Bis zu maximal 24 Monaten übernehmen die Krankenkassen die Kosten für das Funktionstraining.

Regelmäßige Bewegungsübungen, vor allem auch im warmen Wasser, sind das A und O bei fast allen rheumatischen Erkrankungen. Als Funktionstraining bieten die Arbeitsgemeinschaften der Deutschen Rheuma-Liga diese Form der Gruppentherapie fast flächendeckend für ihre Mitglieder an. Sie ist effektiv und hat für die Rheumakranken einen sehr hohen Stellenwert.

Funktionstraining wird von den gesetzlichen Krankenkassen als „ergänzende Leistung zur Rehabilitation" erbracht. Diese Therapie muss vom behandelnden Arzt auf einem speziellen Formular für 12 Monate verordnet werden und belastet dessen Budget nicht (§44,1 SGB IX, §43 SGB V). Bei schwerer Beeinträchtigung der Beweglichkeit, zu der auch die Fibromyalgie zählt, ist eine Verlängerung des Funktionstrainings bis maximal 24 Monate möglich. Einen Teilbetrag finanzieren die Betroffenen selber. Auch von vielen privaten Krankenkassen wird das Funktionstraining übernommen. Die Rentenversicherungsträger übernehmen die Kosten für sechs Monate, wenn es am Ende einer Rehabilitationsmaßnahme als Nachsorgeleistung beantragt wird.

Auch wenn die Verordnungsmöglichkeit für die Betroffenen ausgeschöpft ist, können sie diese immer noch im Vergleich zur Krankengymnastik günstige Therapiemöglichkeit eigenfinanziert über die Rheuma-Liga-Gruppen weiter in Anspruch nehmen.

Patientenschulung

Mitte der 1990er Jahre ist ein so genanntes Patientenschulungsprogramm für Fibromyalgie-Betroffene entwickelt worden. Hierbei handelt es sich nicht um ein Vortragsprogramm, sondern um meine Form der Wissensvermittlung, bei der Fibromyalgie-Patientinnen in einer kleinen Arbeitsgruppe unter Anleitung eines erfahrenen Fachtrainers, je nach Thema Arzt, Psychologe oder Physiotherapeut, wichtige Themen erarbeiten. Dabei ist das „Selbstmanagement" der Krankheit oberstes Ziel.

Thematisch geht es um

- das Krankheitsbild und die Theorien zur Fibromyalgieentstehung,
- Möglichkeiten physikalischer Therapie,
- Schmerzentstehung und -beeinflussung,
- medikamentöse und andere Therapiemöglichkeiten,
- den Umgang mit der Erkrankung,
- individuelle Schwerpunkte der Teilnehmer bei der Krankheitsbewältigung.

Inzwischen sind einige Tausend Betroffene geschult worden und haben diesen Kurs als sehr hilfreich empfunden, wie auch eine 2004 durchgeführte Untersuchung bestätigt. Das Programm wird vor allem von auf Fibromyalgie spezialisierten Kliniken und von rheumatologischen Schwerpunktpraxen angeboten. Die meisten Kurse werden von den Landesverbänden der Rheuma-Liga koordiniert und sind dort auch zu erfragen.

Ein zweiter Kurs „Alltagsbewältigung und Lebensperspektiven" wird ebenfalls in sechs Seminarblöcken über die Rheuma-Liga angeboten.

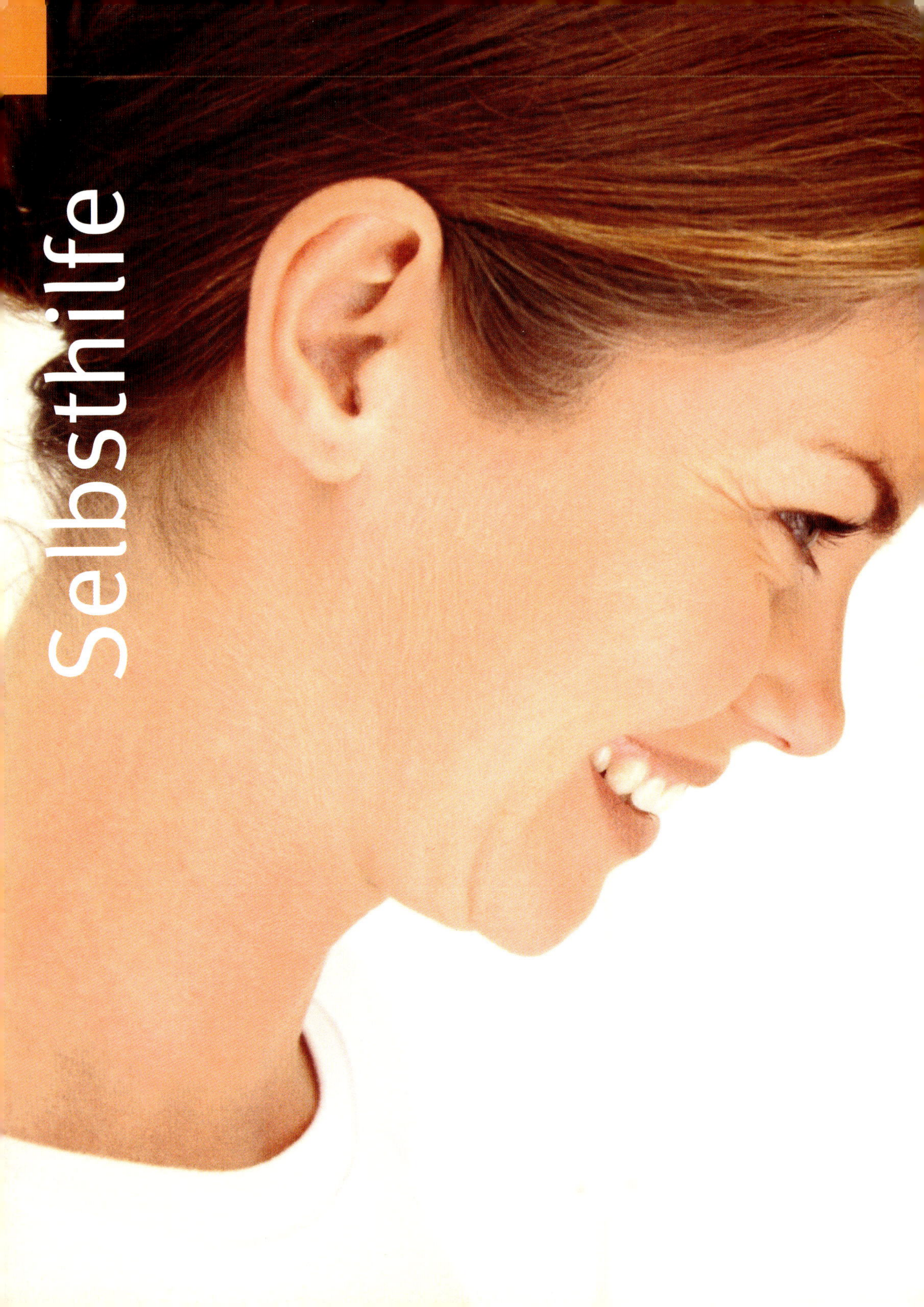
Selbsthilfe

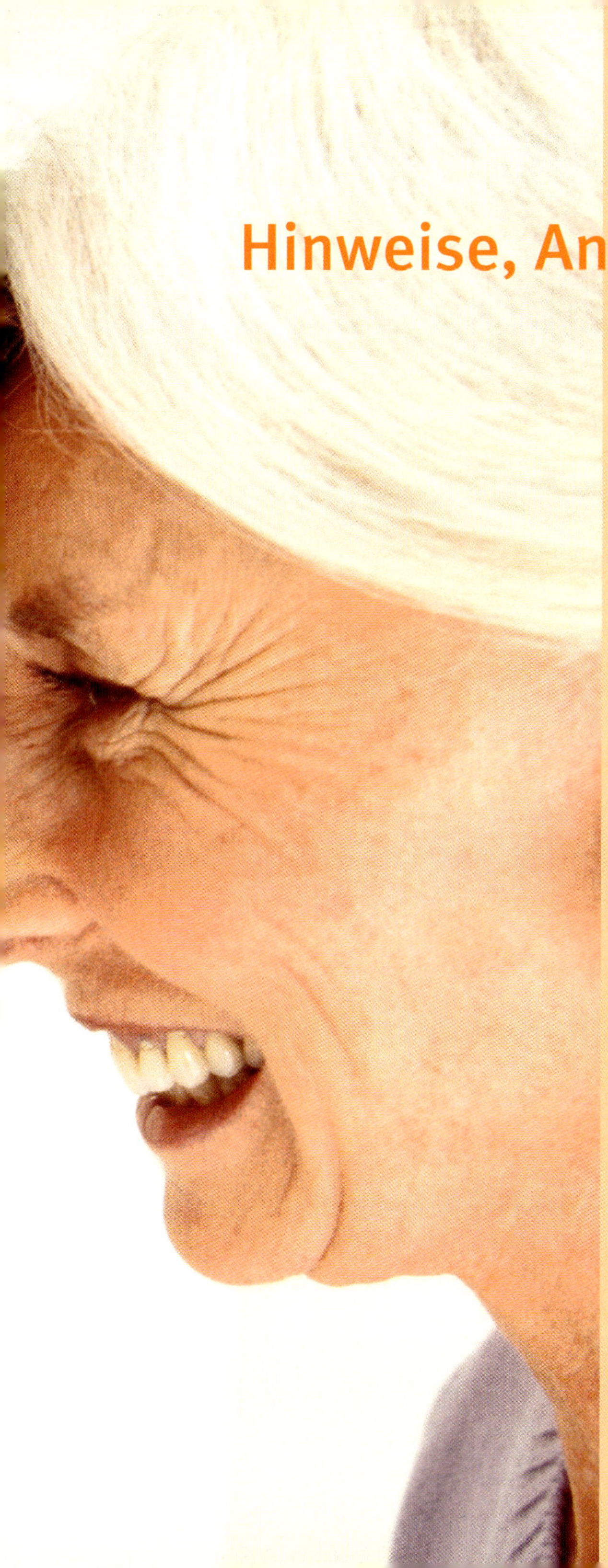

Hinweise, Ansprechpartner, Erläuterungen

Hilfen im täglichen Leben

Zusätzlich zu der verminderten Belastbarkeit im Alltag leiden viele Patientinnen auch am Arbeitsplatz unter ihren Leistungseinbußen. Dies macht sich insbesondere bei Arbeitsabläufen mit wiederholten Bewegungen oder Tätigkeiten in Zwangshaltungen bemerkbar. Da die Betroffenen zur Exaktheit und Perfektion neigen, belastet es sie besonders stark, wenn sie ihrer Aufgabe nicht mehr in der gebotenen Zeit erledigen können.

Soziale Fragen

Im häuslichen Alltag wie im Arbeitsleben sind Fibromyalgie-Patientinnen besonderen Belastungen ausgesetzt.

Kommt es nicht rechtzeitig zu einer Optimierung des Arbeitsplatzes durch Arbeitshilfen, tritt häufig ein Leistungseinbruch ein, der eine lange Arbeitsunfähigkeitszeit nach sich ziehen kann. Besonders schmerzhaft ist es für die Betroffenen, wenn sie dann noch als Drückeberger angesehen werden.

Besteht schon eine mehrmonatige Arbeitsunfähigkeit, ist ein stufenweiser Wiedereinstieg in die Arbeit, der in Zusammenarbeit von Hausarzt, Betrieb und Krankenkasse organisiert werden muss, zu empfehlen.

Eine Rente wegen verminderter Erwerbsfähigkeit aufgrund der Fibromyalgie wird nur sehr selten bewilligt und sollte daher nur bei schwersten Verläufen in Betracht gezogen werden.

Die Einstufung als Schwerbehinderte orientiert sich generell nicht an der Diagnose, sondern an den Funktionsstörungen der Betroffenen. Sie wird meist bei 20 bis 40 Prozent liegen. Berufstätige Fibromyalgie-Patientinnen mit einem GdB

(Grad der Behinderung) von mindestens 30 können über den Schwerbehinderten-Beauftragten des Betriebes einen „Gleichstellungsantrag" stellen. Damit genießen sie bezüglich des Kündigungsschutzes gleiche Vorteile wie ein Schwerbeschädigter mit 50 Prozent.

Nur selten kommt es zur Verrentung aufgrund von Fibromyalgie.

Selbsthilfegruppen

Für viele Patientinnen ist es besonders hilfreich, Menschen zu treffen, die an der gleichen Erkrankung leiden, um sich mit ihnen auszutauschen. In gleicher Weise „Betroffene" werden häufig als verständnisvoller und einfühlsamer erlebt als „Gesunde". Ihre Erfahrungen und Empfehlungen für den Umgang mit der Erkrankung werden meist besser akzeptiert als die gut gemeinten Ratschläge Nichtbetroffener.

In Selbsthilfegruppen, in denen sich Menschen zusammenfinden, die alle an der gleichen Erkrankung leiden, erleben Betroffene Zuwendung und erfahren Bestätigung und Ermutigung. Selbsthilfegruppen ermöglichen ihren Mitgliedern, sich im gemeinsamen Gespräch mit ihrer persönlichen Situation auseinanderzusetzen und neue Wege für den Umgang mit der Erkrankung zu finden. Sie können den Betroffenen helfen, eigene Fähigkeiten zu entwickeln und zu nutzen, um Probleme selbst zu lösen und damit besser mit ihrer Erkrankung zurechtzukommen.

INFO

Das Netzwerk der Deutschen Rheuma-Liga ist mit fast 250 000 Mitgliedern die größte Hilfs- und Selbsthilfegemeinschaft im Gesundheitsbereich. Es bietet für Fibromyalgie-Betroffene

fachliche Hilfen:

- Bewegungstherapie in Gruppen,
- ergotherapeutische Behandlung,
- Schmerzbewältigungskurse,
- sozialrechtliche Beratung,
- Vermittlung von Pflegediensten.

Selbsthilfe:

- persönliche Beratung,
- Selbsterfahrungsgruppen,
- Kreativgruppen und gesellschaftliche Veranstaltungen.

Information und Aufklärung:

- Zeitschrift „Mobil",
- Bücher, umfassendes Informationsmaterial und Internetforum,
- Patientenseminare und Informationsveranstaltungen.

Außerdem vertritt sie die Anliegen der Rheumakranken in der Gesellschaft allgemein und in den politischen Gremien.

Wichtige Adressen

Deutsche Rheuma-Liga Bundesverband e. V.
Maximilianstr. 14,
53111 Bonn
Tel. 0228 / 7 66 06-0,
FAX 0228 / 7 66 06-20,
zentrale Rufnummer:
0180 / 4 60 00 00
(20 Cent pro Anruf aus dem deutschen Festnetz, Mobilfunkpreise können abweichen)
e-mail: bv@rheuma-liga.de
homepage:
www.rheuma-liga.de

Rheuma-Liga Baden-Württemberg e. V.
Kaiserstr. 18,
76646 Bruchsal
Tel. 07251 / 91 62-0,
FAX 07251 / 91 62-62
kontakt@rheuma-liga-bw.de
www.rheuma-liga-bw.de

Deutsche Rheuma-Liga Landesverband Bayern e. V.
Fürstenrieder Str. 90,
80686 München
Tel. 089 / 54 61 48 90,
FAX 089 / 54 61 48 95
rheuma-liga-bayern@t-online.de
www.rheuma-liga-bayern.de

Deutsche Rheuma-Liga Berlin e. V.
ZIRP-Zentrum für Integration, Rehabilitation und Prävention
Schützenstr. 52,
12165 Berlin
Tel. 030 / 8 05 40 16,
FAX 030 / 8 05 62 93
zirp@rheuma-liga-berlin.de
www.rheuma-liga-berlin.de

Deutsche Rheuma-Liga Landesverband Brandenburg e.V.
Friedrich-Ludwig-Jahn-Str. 19,
03044 Cottbus
Tel. 0355 / 7 80 97 91 51
oder –52
Fax 0355 / 7 80 97 91 90
info@rheuma-liga-brandenburg.de
www.rheuma-liga-brandenburg.de

Deutsche Rheuma-Liga Landesverband Bremen e. V.
Am Wall 102 (AOK-Haus),
28195 Bremen
Tel. 0421 / 1 76 14 29,
FAX 0421 / 1 76 15 87
rheuma-liga.hb@t-online.de

Deutsche Rheuma-Liga Landesverband Hamburg e. V.
Friedrichsberger Str. 60,
Haus 21, 22081 Hamburg
Tel. 040 / 2 00 51 70,
FAX 040 / 2 00 50 10
rheuma-liga-hh@t-online.de
www.rheuma-liga-hamburg.de

Rheuma-Liga Hessen e. V.
Elektronstr. 12 a,
65933 Frankfurt/M.
Tel. 069 / 35 74 14,
FAX 069 / 35 35 35 23
Rheuma-Liga.Hessen@t-online.de
www.hessen.rheuma-liga.de

Deutsche Rheuma-Liga Mecklenburg-Vorpommern e.V.
„Gemeinsames Haus" Rostock,
Henrik-Ibsen-Str. 20,
18106 Rostock
Tel. 03 81-7 69 68 07,
FAX 03 81-7 69 68 08
lv@rheuma-liga-mv.de
www.rheuma-liga-mv.de

Rheuma-Liga Niedersachsen e. V.
Lützowstr.5,
30159 Hannover
Tel. 0511 / 1 33 74,
FAX 0511 / 1 59 84
Rheuma-LigaNds@t-online.de
www.rheuma-liga-nds.de

Deutsche Rheuma-Liga Nordrhein-Westfalen e. V.
III. Hagen 37,
45127 Essen
Tel. 0201 / 82 79 70,
FAX 0201 / 8 27 97-27
info@rheuma-liga-nrw.de
www.rheuma-liga-nrw.de

Deutsche Rheuma-Liga Landesverband Rheinland-Pfalz e.V.
Schlossstraße 1,
55543 Bad Kreuznach
Tel. 0671 / 83 40-44,
FAX 0671 / 83 40-4 60
rp@rheuma-liga.de
www.rheuma-liga-rp.de

Deutsche Rheuma-Liga Saar e. V.
Schmollerstr. 2 b,
66111 Saarbrücken
Tel. 0681 / 3 32 71,
FAX 0681 / 3 32 84
DRL.SAAR@t-online.de
www.rheuma-liga-saar.de

Rheuma-Liga Sachsen e. V.
Willmar-Schwabe-Str.2-4,
04109 Leipzig
Tel. 0341 / 1 21 14 19 50
oder -51,
FAX: 0341 / 1 21 14 19 59
rheuma-liga-sachsen@t-online.de

Deutsche Rheuma-Liga Landesverband Sachsen-Anhalt e. V.
Wolfgang-Borchert-Str. 75-77, 06126 Halle
Tel. 0345 / 6 95 15 15, FAX 0345 / 6 95 15 15
rheusaanh@aol.com

Deutsche Rheuma-Liga Schleswig-Holstein e. V.
Holstenstr. 88-90, 24103 Kiel
Tel. 0431 / 5 35 49-0, FAX 0431 / 5 35 49-10
info@rlsh.de
www.rlsh.de

Deutsche Rheuma-Liga Landesverband Thüringen e. V.
Weißen 1, 07407 Uhlstädt-Kirchhasel
Tel. 036742 / 6 73-61 (-62), FAX 036742 / 6 73 63
rheuma-liga-thueringen@web.de
www.rheumaliga-thueringen.de

Bundesverband und Landesverbände können die entsprechenden Fibromyalgie-Selbsthilfegruppen bzw. Ansprechpartner benennen.

Deutsche Fibromyalgie-Vereinigung (DFV) e.V.
Postfach 1140, 74741 Seckach
Tel. 06292 / 92 87 58, Fax 06292 / 928761
fibromyalgie-fms@t-online.de
www.fibromyalgie-fms.de

Schweizer Rheuma-Liga
Renggerstrasse 71, CH-8038 Zürich
Tel. 044 / 4874000, FAX 044 / 4874019
srl@srl.ch
www.rheumaliga.ch

Schweizerische Fibromyalgie-Vereinigung, Mitglied der Schweizer Rheumaliga
PO-Box 68, CH 1732 Arconciel
Tel. 041 / 30013
FAX 041 / 30014
info@fibromyalgie.ch
www.fibromyalgie.ch

Österreichische Rheumaliga
Postfach 1, A-1023 Wien
Tel. 01 / 2036202
www.rheumaliga.at

Ärzte und Rehabilitationskliniken mit Erfahrung bei Fibromyalgie können Sie über die Selbsthilfegruppen und -verbände erfragen.

Weiterführende Literatur

E. Felde, U. Novotny:
Schmerzkrankheit Fibromyalgie. TRIAS 2004

H. und P. Heinl:
Körperschmerz – Seelenschmerz. Kösel 2004

E. Schiffer:
Wie Gesundheit entsteht. Beltz 2001

B. Wardetzki:
Mich kränkt keiner so schnell. Kösel 2001

SPECIAL

Leitlinie für das Fibromyalgie-Syndrom (und chronische Ganzkörperschmerzen)

Die Leitlinie richtet sich an die für FMS-Betroffene tätigen Gesundheitsberufe. Neben der 90 Seiten umfassenden Langversion existiert auch eine Kurzversion; eine Patientenversion ist in Arbeit.

Die Leitlinie soll die derzeit gesicherten Kenntnisse zu Ursachen, Häufigkeit und Verlauf des FMS und der chronische Ganzkörperschmerzen sowie den aktuellen Stand der Diagnostik und Therapie darstellen.

Die Notwendigkeit zur Erstellung dieser fachübergreifenden Leitlinie ergab sich aus der Häufigkeit des FMS, den Kontroversen zu seiner Klassifikation und Behandlung sowie seiner Fehlversorgung in Deutschland. Die Leitlinie wurde unter Federführung von Prof. Dr. W. Häuser, Deutsche Interdisziplinäre Vereinigung für Schmerztherapie (DIVS), Klinikum Saarbrücken, erarbeitet.

Folgende Fachgesellschaften waren beteiligt:
Deutsche Gesellschaft für Neurologie (DGN), für Orthopädie und orthopädische Chirurgie (DGOOC), für Psychiatrie, Psychotherapie und Nervenheilkunde (DGPPN), für Psychologische Schmerztherapie und Schmerzforschung (DGPSF), für Rheumatologie (DGRh), zum Studium des Schmerzes (DGSS), für Psychosomatische Medizin und Psychotherapie (PGPM), für Physikalische Medizin und Rehabilitation (DGPMR), für Allgemeinmedizin (DEGAM), Gesellschaft für Kinder- und Jugendrheumatologie (GKJR) sowie Deutsche Rheuma-Liga Bundesverband, Deutsche Fibromyalgie-Vereinigung und Deutscher Verband für Physiotherapie – Zentralverband der Physiotherapeuten/Krankengymnasten.

Die „Empfehlungsgrade" in der Leitlinie basieren auf der Evidenz, d. h. der Nachweisstärke für bestimmte Aussagen in internationalen Studien und der Zustimmung der oben genannten Fachgesellschaften. Wenn für eine Fragestellung keine aussagekräftige Literatur vorlag, konnte weder eine klare Aussage zur Wirksamkeit noch zur Unwirksamkeit gemacht werden. Leitlinien geben den aktuellen Stand des Wissens an. Die Entscheidung, ob einer Empfehlung der Leitlinien gefolgt wird, muss unter Berücksichtigung individueller Gegebenheiten vom Behandler und dem Patienten gemeinsam getroffen werden.

Die Leitlinienarbeit ist im März 2008 abgeschlossen worden, im April 2008 wurde die Leitlinie im Internet veröffentlicht. Eine vollständige Überarbeitung der gesamten Leitlinie ist im März 2011 vorgesehen.

Eine besondere Neuerung in den Leitlinien ist, dass der Nachweis einer bestimmten Anzahl von Tender points (schmerzhafte Druckpunkte) für die Diagnose des Fibromyalgie-Syndroms nicht mehr für zwingend notwendig gehalten wurde. Diese Änderung basiert auf zahlreichen Berichten aus der neueren Literatur.

Weitere wichtige Aussagen der Leitlinie Fibromyalgie-Syndrom (FMS)

Ursachen

- Das FMS tritt gehäuft in Familien auf. Ein genetisches Merkmal konnte jedoch bisher nicht identifiziert werden.
- Es zeigen sich Störungen der Regelkreise Cortison und Wachstumshormon. Die Bedeutung für die Erkrankung ist unklar.
- Es bestehen Störungen des autonomen Nervensystems (Vagus und Sympathikus).
- Es bestehen Störungen der zentralen Schmerzverarbeitung.
- Serotoninspiegel im Blutserum und im Liquor sind erniedrigt.
- Veränderungen der Struktur und des Stoffwechsels im Muskel konnten nicht nachgewiesen werden.
- Der Zusammenhang zwischen einem Unfall und der Entwicklung eines FMS ist nicht belegt.
- Das FMS tritt häufiger bei Patienten mit entzündlichem Rheuma als in der allgemeinen Bevölkerung auf.
- Der Zusammenhang von Virusinfektionen sowie Borrelieninfektion und dem FMS ist nicht nachgewiesen.
- Silikon-Brustimplantate sind kein Risikofaktor für die Entwicklung eines FMS.
- Belastende Lebensereignisse, Alltagsbelastungen und Depressionen sind Risikofaktoren für die Entwicklung eines FMS.
- Die Kombination einer entsprechenden Veranlagung mit biologischen, psychischen und sozialen Faktoren führt zur Auslösung und zum Weiterbestehen eines Fibromyalgie-Syndroms.

Behandlung des FMS

- Das FMS ist eine chronische Erkrankung und in der Regel durch medizinische Maßnahmen nicht heilbar.
- Somit richten sich alle Maßnahmen auf eine Verbesserung der Funktion im Alltag und auf eine Linderung der Beschwerden.
- Nach der endgültigen Diagnose eines FMS ist die Information zu Ursachen und Behandlungsmöglichkeiten angesagt.
- Wichtigste ärztliche Betreuer sind der Hausarzt und bei Bedarf mit der Krankheit erfahrene Fachärzte.
- Als Basistherapie werden Patientenschulung, angepasstes Ausdauertraining, einfache Antidepressiva (z. B. Amitriptylin) und verhaltenstherapeutische Therapie empfohlen.
- Langfristig sind Selbstverantwortung und Eigenaktivität der Betroffenen zu stärken. Die selbstständige Durchführung von Ausdauertraining, Funktionstraining, Entspannung und Stressbewältigung wird empfohlen.
- Eine kontinuierliche Überprüfung der Verträglichkeit medikamentöser und anderer Therapieverfahren in ca. 6-monatigem Abstand wird empfohlen.
- Bei Schmerzproblemen oder zusätzlichen Erkrankungen bzw. Gefährdung der Teilnahme am Erwerbsleben und privaten Aktivitäten wird eine Krankenhaus- bzw. eine Rehabilitationsbehandlung angeraten.

SPECIAL

- Bei medikamentöser Therapie ist kontinuierlich eine Nutzen-Risiko-Abwägung notwendig.
- Mittelfristig ggf. längerfristig ist der Einsatz der einfachen Antidepressiva vom Typ Amitriptylin (25–50 mg / d) empfohlen.
- Serotonin-Wiederaufnahmehemmer(SSRI) wie Fluoxetin oder Paroxetin können zeitlich begrenzt zum Einsatz kommen.
- Noradrenalin-Serotonin-Wiederaufnahmehemmer (SNRI) wie Duloxetin und Milnacipran sind ebenfalls zeitlich begrenzt einsetzbar.
- Schlafmittel, angstlösende Medikamente sowie Neuroleptika werden zur Behandlung des FMS nicht empfohlen.
- Die Wirksamkeit der Nichtsteroidalen Antirheumatika (NSAR) ist beim FMS nicht nachgewiesen.
- Zu den häufig benutzten Schmerzmitteln Paracetamol und Metamizol liegen keine Studien vor.
- Das Muskelrelaxantium Cyclobenzapin kann erwogen werden. Zu anderen muskelentspannenden Medikamenten liegen keine Studien vor.
- Tramadol kann als starkes Schmerzmittel unter Überprüfung der Wirksamkeit erwogen werden. Für andere Opioide liegen keine kontrollierten Studien vor.
- Pregabalin kann zur FMS-Behandlung erwogen werden. Der gleiche Empfehlungsgrad gilt für Tropisetron.
- Diverse weitere Medikamente einschließlich Cortison sollten nicht eingesetzt werden.
- An physikalischen Therapiemaßnahmen wird angepasste medizinische Trainingstherapie empfohlen, ebenso Thermalwasser, balneologische Therapie sowie Wärmetherapien. Eine kurzfristige Wirkung (24 Std.) der Ganzkörperkältetherapie ist belegt.
- Die Lage der Studienergebnisse bei Massagen ist widersprüchlich. Befristete Anwendung von Lymphdrainagen und auch der Chirotherapie kann erwogen werden.
- Für Elektrotherapie (TENS) und Tenderpoint-Injektionen liegen aufgrund fehlender Untersuchungen keine Empfehlungen vor.
- Funktionstraining, örtliche Wärmetherapie und zeitlich begrenzte Krankengymnastik können erwogen werden.
- Von den psychotherapeutischen Verfahren ist die Verhaltenstherapie am besten untersucht und wird sehr empfohlen.
- Entspannungsverfahren sind in Kombination mit anderen Therapien zu empfehlen.
- Komplementäre Therapien können als Ergänzung zu bewährten Behandlungen eingesetzt werden.
- Die Studienlage zur Wirksamkeit von Akupunktur ist widersprüchlich.
- Homöopathische Therapie, vegetarische Ernährung, Tai-Chi und Qigong können erwogen werden, ebenso Fußreflexzonenmassage und Ergotherapie.
- Invasive Therapien wie die Quadranten-intervention und die Einnahme von Nahrungsergänzungsmitteln werden ausdrücklich nicht empfohlen.

Glossar

Autosuggestion:	Selbstbeeinflussung
Arthritis:	Gelenkentzündung
Chronische Polyarthritis:	wichtigste entzündliche Gelenkerkrankung mit vorwiegendem Befall von Händen und Füßen
Computertomogramm:	spezielles Röntgenverfahren, bei dem computergesteuert schichtweise Einzelaufnahmen angefertigt werden, die dann zu den Endbildern zusammengesetzt werden
Elektroencephalografie (EEG):	Messung und Aufzeichnung der Hirnströme über Elektroden, die auf dem Kopf befestigt sind. Das Bild der Kurven ist abhängig vom Bewusstseinszustand, der Wach- und den verschiedenen Schlaf-Phasen und auch vom Alter
Fingerpolyarthrose:	häufige degenerative Gelenkerkrankung, die die Fingermittel- und die Fingerendgelenke sowie die Daumenwurzelgelenke befällt. Diese Arthrose tritt öfter bei Frauen auf, meist nach dem 50. Lebensjahr
Hallux valgus:	Fehlstellung der Großzehe an ihrem Ansatz mit knotiger Veränderung und Abweichung der Zehe zur Seite
Harnsäure:	ein Abbauprodukt von Eiweiß, das über die Nahrung aufgenommen wird oder aus dem Abbau körpereigener Zellen stammt. Die Ausscheidung erfolgt über die Nieren. Ist die Ausscheidung vermindert oder fällt zu viel Harnsäure an, kann es zum Gichtanfall kommen.
Isometrische Muskelanspannungen	sind dadurch gekennzeichnet, dass sich der Muskel nicht verkürzt, obwohl die Muskelkraft zunimmt (zum Beispiel Druck der Knie beim Sitzen gegeneinander).
Kernspintomografie:	Schichtaufnahmen aller Körperregionen können mit dieser Methode ohne Röntgenstrahlen erzeugt werden. Sie beruht darauf, dass Atome, die je nach Konzentration für verschiedene Körpergewebe charakteristisch sind, durch einen starken Magnetimpuls in ihrer Lage kurzzeitig verändert werden und bei der Rückbewegung Informationen geben, aus denen die Bilder aufgebaut werden.
Kohärenzgefühl	(Kohärenz = lat. Zusammenhang, Zusammenhalt) bezeichnet ein positives Selbstgefühl, das allgemein Krankheiten entgegenwirkt.
Kollagenose:	Bindegewebserkrankung aus dem rheumatischen Formenkreis, die neben Gelenkentzündungen auch Befall der Haut und innerer Organe, zum Beispiel der Niere oder des Herzens, aufweisen kann
Morbus:	(lateinisch) Krankheit

Morbus Bechterew:	entzündliche Wirbelsäulenerkrankung, die zur Einsteifung und Verkrümmung der Wirbelsäule führen kann
Myositis:	Muskelentzündung
Periarthropathie:	wörtlich übersetzt: Erkrankung der Gelenkumgebung. Überlastungs- und Reizschmerzen, teilweise auch mit Bewegungseinschränkung des naheliegenden Gelenks. Nach der Einteilung des rheumatischen Formenkreises handelt es sich meist um ein weichteilrheumatisches Beschwerdebild.
Ödem:	Flüssigkeitsansammlung in den Gewebsspalten der Haut oder der Schleimhaut; es kann örtlich oder über den gesamten Körper auftreten.
physisch:	den Körper betreffend
psychisch:	die Seele betreffend
Polymyalgia rheumatica:	entzündliche Muskelerkrankung, die fast nie vor dem 60. Lebensjahr auftritt
Psoriasis-Arthritis:	Gelenkerkrankung, die in Verbindung – aber nicht unbedingt gleichzeitig – mit der Hauterkrankung Psoriasis (Schuppenflechte) auftritt
Spondylosis deformans:	Verschleißerkrankung der Wirbelsäule, die sich auf der Röntgenaufnahme zeigt. Das Ausmaß der knöchernen Anbauten stimmt nur selten mit den Wirbelsäulenbeschwerden überein.
Symptom:	Einzelbefund mit Krankheitswert
Syndrom:	mehrere Symptome, die häufig gemeinsam auftreten
Systemischer Lupus erythematodes:	eine Kollagenose, die meist mit Hautbefall und Gelenkbeschwerden, teilweise auch Nieren- und anderen Organerkrankungen auftritt
Tonus:	(lat.) Spannung, zum Beispiel Muskeltonus: Anspannung des Muskels

Register

Bibliografische Information der Deutschen Nationalbibliothek
Die Deutsche Nationalbibliothek verzeichnet diese Publikation in der Deutschen Nationalbibliografie; detaillierte bibliografische Daten sind im Internet über http://dnb.d-nb.de abrufbar.

Umschlaggestaltung und Layout:
CYCLUS · Visuelle Kommunikation,
70186 Stuttgart

Programmplanung: Sibylle Duelli
Lektorat: Dr. Rainer Schöttle

Bildnachweis:
Umschlagsfoto vorn und hinten: Corbis
Die abgebildeten Personen haben in keiner Weise etwas mit der Krankheit zu tun.
Archiv der Thieme Verlagsgruppe: S. 4, 5 (links), 6/7, 9, 20, 30, 32/33, 46, 49, 54, 56/57, 64, 68, 70, 82, 86, 91; Mauritius: S. 5 (rechts), 100/101; Viorel Constantinescu: S. 13; Corbis: S. 3; Dr. med. Wolfgang Brückle: S. 10, 11, 12, 16, 17, 21, 26, 29, 38, 47, 52, 65, 73, 96; doc-stock: S. 62, 72; die Zeichnung „Die Prinzessin auf der Erbse" von Ruth Koser-Michaels auf S. 17 entnahmen wir aus: Hans Christian Andersen, MÄRCHEN,
© 1952 Droemer Knaur Verlag, München

Gedruckt auf chlorfrei gebleichtem Papier

2. Auflage 2009

Oswald-Hesse-Straße 50 · 70469 Stuttgart
Printed in Germany

Satz: CYCLUS · Media Produktion, 70186 Stuttgart
Druck: AZ Druck und Datentechnik GmbH,
87437 Kempten

ISBN 978-3-8304-3482-5 1 2 3 4 5 6

Wichtiger Hinweis

Wie jede Wissenschaft ist die Medizin ständigen Entwicklungen unterworfen, Forschung und klinische Erfahrung erweitern unsere Erkenntnisse, insbesondere was Behandlung und medikamentöse Therapie anbelangt. Soweit in diesem Werk eine Dosierung oder eine Applikation erwähnt wird, darf der Leser zwar darauf vertrauen, dass Autoren, Herausgeber und Verlag große Sorgfalt darauf verwandt haben, dass diese Angabe dem **Wissensstand bei Fertigstellung des Werkes** entspricht.

Für Angaben über Dosierungsanweisungen und Applikationsformen kann vom Verlag jedoch keine Gewähr übernommen werden. **Jeder Benutzer ist angehalten,** durch sorgfältige Prüfung der Beipackzettel der verwendeten Präparate und gegebenenfalls nach Konsultation eines Spezialisten festzustellen, ob die dort gegebene Empfehlung für Dosierungen oder die Beachtung von Kontraindikationen gegenüber der Angabe in diesem Buch abweicht. Eine solche Prüfung ist besonders wichtig bei selten verwendeten Präparaten oder solchen, die neu auf den Markt gebracht worden sind. **Jede Dosierung oder Anwendung erfolgt auf eigene Gefahr des Benutzers.** Autoren und Verlag appellieren an jeden Benutzer, ihm etwa auffallende Ungenauigkeiten dem Verlag mitzuteilen.